BIBLIOTHEK DER INTRASONANZ

Band 4

USPs

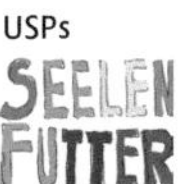

Ist zu viel in Kopf und Herz, fällt Schlafen schwer. Doch lassen sich Gedanken und Gefühle nicht einfach abschalten. Wohin also mit der Überlastung des zentralen Nervensystems, des Bewusstseins, des Unbewusstseins? Creative Spiritual Care – die Arbeit mit Intrasonanz – hilft, Gedanken und Gefühle so zu ordnen und zu befrieden, dass der Weg hinein in den Schlaf wie selbstverständlich gelingen kann. Das Buch zeigt mit Mitteln der Kunst das Entstehen der Überlastung, leitet zur entlastenden inneren Arbeit an und inspiriert mit Seelenfutterzeichnungen fürs entspannt-geliebte Dasein allgemein. Als naturgesetzliches Phänomen ist Intrasonanz jenseits aller Religionen und Weltanschauungen verortet und interkulturell bzw. interkonfessionell sowie medizinisch-naturwissenschaftlich kompatibel.

Ulrike Streck-Plath ist Designerin, Künstlerin und Musikerin. Als freiberufliche Texterin schreibt sie vor allem für die Themenbereiche Gesundheit, Nachhaltigkeit und Digitalisierung. Themen ihrer künstlerischen Arbeiten sind Leid vs. Geborgenheit in der Menschheitsgeschichte und das Geburtsrecht aller Kreatur, heil und ganz zu sein. Die mit einem Theologen verheiratete Mutter fünf fast erwachsener Kinder lebt in der Nähe von Frankfurt am Main.

Ulrike Streck-Plath

Träume ziehen Blüten gleich

Creative Spiritual Care für erholsamen Schlaf

BIBLIOTHEK DER INTRASONANZ

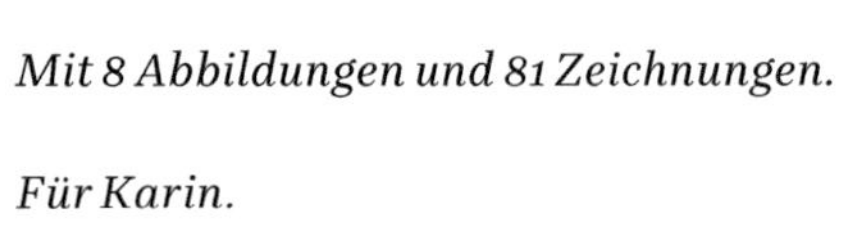

Mit 8 Abbildungen und 81 Zeichnungen.

Für Karin.

Dieses Buch ist Teil des kollektiven (Lebens)Kunstprojekts thesoulsway des Schöpferwesens Mensch, in Verbindung mit dem Dahinter der Zeit.

Aus Gründen der Lesbarkeit werden im Buch generisches Feminin und Maskulin bzw. wo immer möglich genderneutrale Formulierungen verwendet.

Originalausgabe
ISBN 978-3-9825805-2-4

Abdruck des Liedes auf Seit 116 mit freundlicher Genehmigung des Strube-Verlags, München.

Umschlag, Layout und Satz: Sonja Langbein, Frankfurt
Fotos: Marzena Seidel, Fulda
Zeichnungen, auch auf dem Umschlag, Fotos auf S. 128 und 131
sowie Text und Medlodie des Liedes auf S. 116:

Vertriebspartner: renidere-Verlag, Maintal
Gedruckt auf säurefreiem, alterungsbeständigem Naturpapier.
Printed in Germany.

Selbstverständlich zu tun, zu was dieses Buch anleitet, ist Geburtsrecht jedes Menschen.

Selbstverständliche Aufgabe von Eltern und anderen Bezugspersonen wäre es, Kindern diesen bewussten Umgang mit sich selbst beizubringen. Einfach so, im Sein und Haben, im Sagen und Tun.

Bis dies geschieht, wird noch eine Weile vergehen. Beginnen kann jeder Mensch jedoch zu jeder Zeit. Allein für sich, bis er verstanden hat. Dann auch mit anderen und für andere. Hierarchiefrei auf Augenhöhe, Grenzen achtend und zugleich verbindend.

Liebend, denn dafür sind wir hier.

Das in diesem Buch Beschriebene dient der Anregung und Unterstützung von Selbstwirksamkeit und Selbstkompetenz. Es ist keine medizinische oder psychologische Therapie im herkömmlichen Sinne und ersetzt diese auch nicht.

Creative Spiritual Care (die Arbeit mit Intrasonanz) bietet vielmehr eine wirksame, dabei simple, verblüffende Möglichkeit für innere Arbeit, die eigenständig und dabei sicher als Lebenskunst durchgeführt werden kann.

Sekten und alle Organisationen, deren Ziel es ist, das Denken und Handeln von Menschen unter Kontrolle zu bringen, lehnt die Verfasserin ab. Zu keiner Zeit sind Techniken oder Methoden solcher Organisationen in dieses Werk eingeflossen.

Das in diesem Buch Dargelegte basiert auf jüdisch-christlichem Menschenbild und interkonfessioneller Mystik, der unveräußerlichen Menschenwürde und den fünf Thesen aus Apocaluther.

Die Verfasserin achtet die vielfältigen Anschauungen der Welt, die Anschlussfähigkeit in Richtung Medizin und Naturwissenschaften ist gegeben.

Inhalt

Träume ziehen Blüten gleich
durch die stille Nacht
flüstern leise, sanft und bunt
von dem Schönen,
von dem Schweren,
das wir alle haben heut gemacht.

Träume ziehen Blüten gleich
durch die Dunkelheit,
duften wunderlich und süß
hüllen uns in zarte Wolken,
hüllen uns in dunkle Wolken
der vergangnen Zeit.

Träume ziehen Blüten gleich
in das Morgenlicht
singen sehnend, klingen hell,
tragen mit sich meine Liebe,
tragen mit sich meine Sorgen,
schlafen kann ich – nicht?

Guten Abend

Wir benötigen Schlaf, um uns zu erholen. Unser Körper schüttet beim Schlafen große Mengen Wachstumshormone aus, die wir für die Erneuerung von Knochen, Muskeln und Organen benötigen. Das Immunsystem schickt zudem vermehrt Abwehrzellen ins Blut.

Für das Gehirn ist guter Schlaf besonders wichtig. Denn es ist unser zentrales Steuerungsorgan und arbeitet im wachen Zustand stundenlang auf Hochtouren. Dabei sind zahlreiche Stoffwechselprodukte entstanden, die während des Schlafens abgebaut und abtransportiert werden müssen, um das Gehirn vor Schädigungen zu bewahren. Darüber hinaus verarbeitet das Gehirn im Schlaf Informationen und Bilder, die sich am Tag angesammelt haben.

All dies zu tun, gelingt unserem Körper tatsächlich im Schlaf – es sei denn, wir schlafen unruhig, zu wenig tief oder gar nicht. Dann reduzieren sich zum einen unsere kognitiven Fähigkeiten. Wir reagieren langsamer und können Probleme weniger gut durchdenken. Zum anderen können sich weitere körperliche und psychische Gesundheitsstörungen entwickeln, die unsere Lebensqualität erheblich beeinträchtigen.

Darum und weil du dich nach tiefer Ruhe und Erholung sehnst, willst du endlich wieder schlafen können. Einfach dich ins Bett legen, Augen zu, einschlafen, durchschlafen – und nach einer guten Zeit erholt und gestärkt wieder aufwachen.

Mit Creative Spiritual Care sprichst und gestaltest du deinen Weg hinein in so einen Schlaf. Du kannst das, weil es dein Geburtsrecht ist, behütet und erholsam zu schlafen.

Dieses Buch leitet dich an: In Teil 1 erfährst du in einer kurzen Übersicht, warum sich Schlaf zu einer Herausforderung entwickeln kann. Teil 2 informiert dich darüber, wie du deine Gestaltungskraft bezüglich deines Schlafes wieder zurückerlangen kannst. Teil 3 gibt dir Anleitung und Inspirationen dafür, dich selbstwirksam in erholsamen Schlaf hineinsprechen und hineingestalten zu können. Teil 4 umfasst Fragen, die eventuell bei dir auftauchen.

Dein Sein und Haben besteht zum entscheidenden Teil aus Worten und Bildern, die du rund um die Uhr bewusst und unbewusst denkst, sagst und dir vorstellst. Worte und Bilder kannst du darum auch selbstbestimmt einsetzen, zum Beispiel, um deinen Schlaf zu fördern. Du kannst es zumindest ausprobieren.

Ich wünsche dir gutes Gelingen.

Ulrike Streck-Plath, Maintal, im Herbst 2023

1. Sehen und verstehen

Bewusstsein entsteht, indem wir uns Geschichten erzählen und indem wir Geschichten erleben.

Manchmal sind das schöne Geschichten, manchmal schreckliche.

Oft sind die Geschichten langweilig, hin und wieder bringen sie uns an unsere Grenzen.

Bis wir so voller Geschichten sind, dass wir den Überblick verlieren.

Auch im Schlaf fällt es unserem Gehirn dann schwer, das Gehörte, Gesehene und Erlebte zu verarbeiten. Also bleibt es ohne Schlaf und erzählt weiter Geschichten über Geschichten, die wir schon kennen.

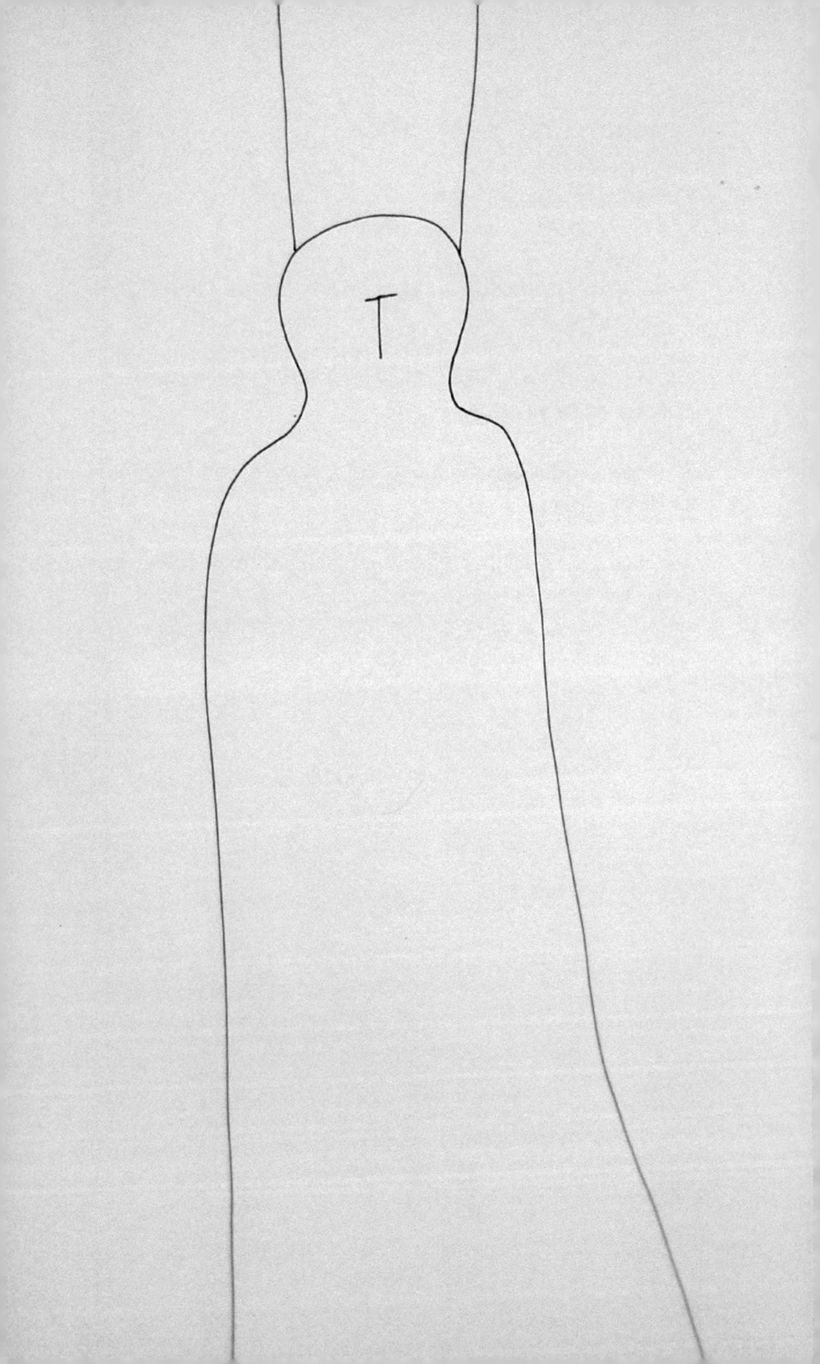

Das bist du.

Ganz und heil gemeint.

Auf dem Kopf siehst du dein Antennenpotenzial: deine spirituelle Verbindung zum ins Leben rufenden, dich bedingungslos liebenden Dahinter der Zeit.

Das Sein und Haben des Dahinters der Zeit fließt von dort, wo es beginnt, in dich hinein.

Dieses Sein und Haben sagt zu dir und lässt dich fühlen:

Du bist geliebt, bedingungslos.

Doch wir erleben, dass es auf dieser Erde anders ist.

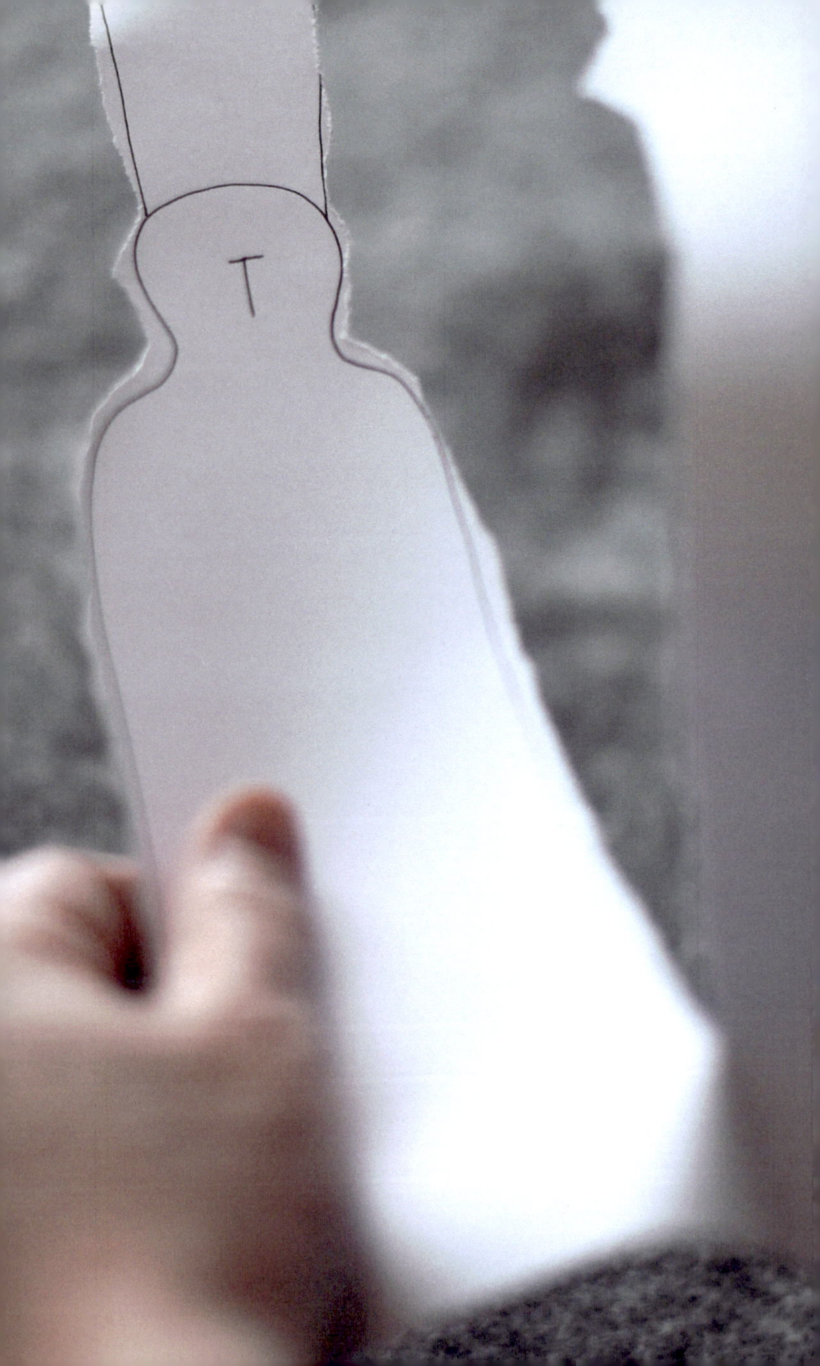
T

Durch die Geburt wurdest du zunächst getrennt vom dich körperlich bergenden Dasein im Leib deiner Mutter.

Ein natürlicher Vorgang.

Aller Kreatur, die auf die Welt kommt, ergeht das so: der Pflanze, die sich aus dem Samenkorn entwickelt; dem Küken, das dem Ei entschlüpft ...

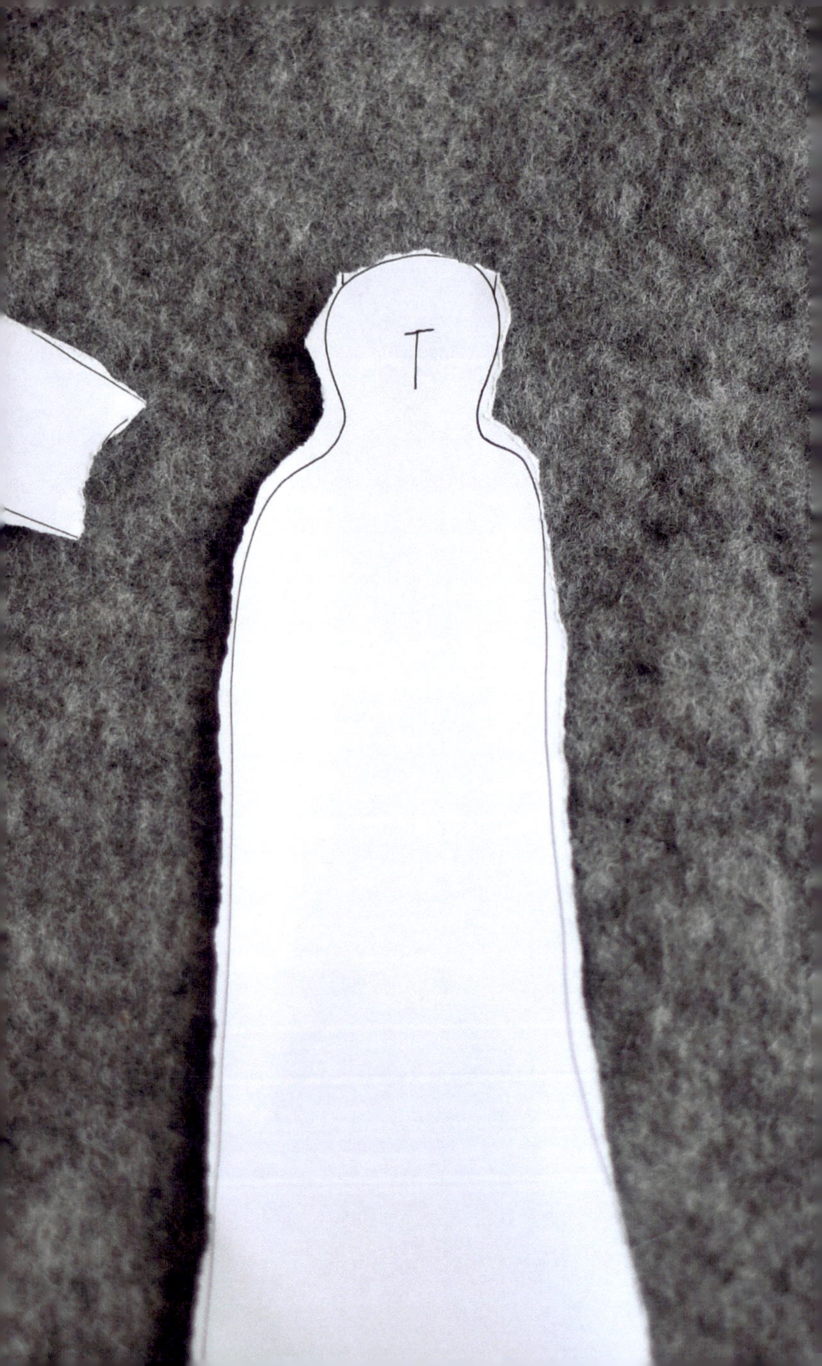

Bald nach deiner Geburt verschwand dein Bewusstsein für deine ureigene Verbindung zum Dahinter der Zeit.

Weil es auf Erden so ist, wie es ist bzw. weil Menschen anderen weitergeben, dass man vom Dahinter der Zeit getrennt sei.

Ein feiner Faden deines Antennenpotenzials blieb vorhanden, der dich vielleicht immer wieder erinnert: Da ist etwas, da fehlt etwas.

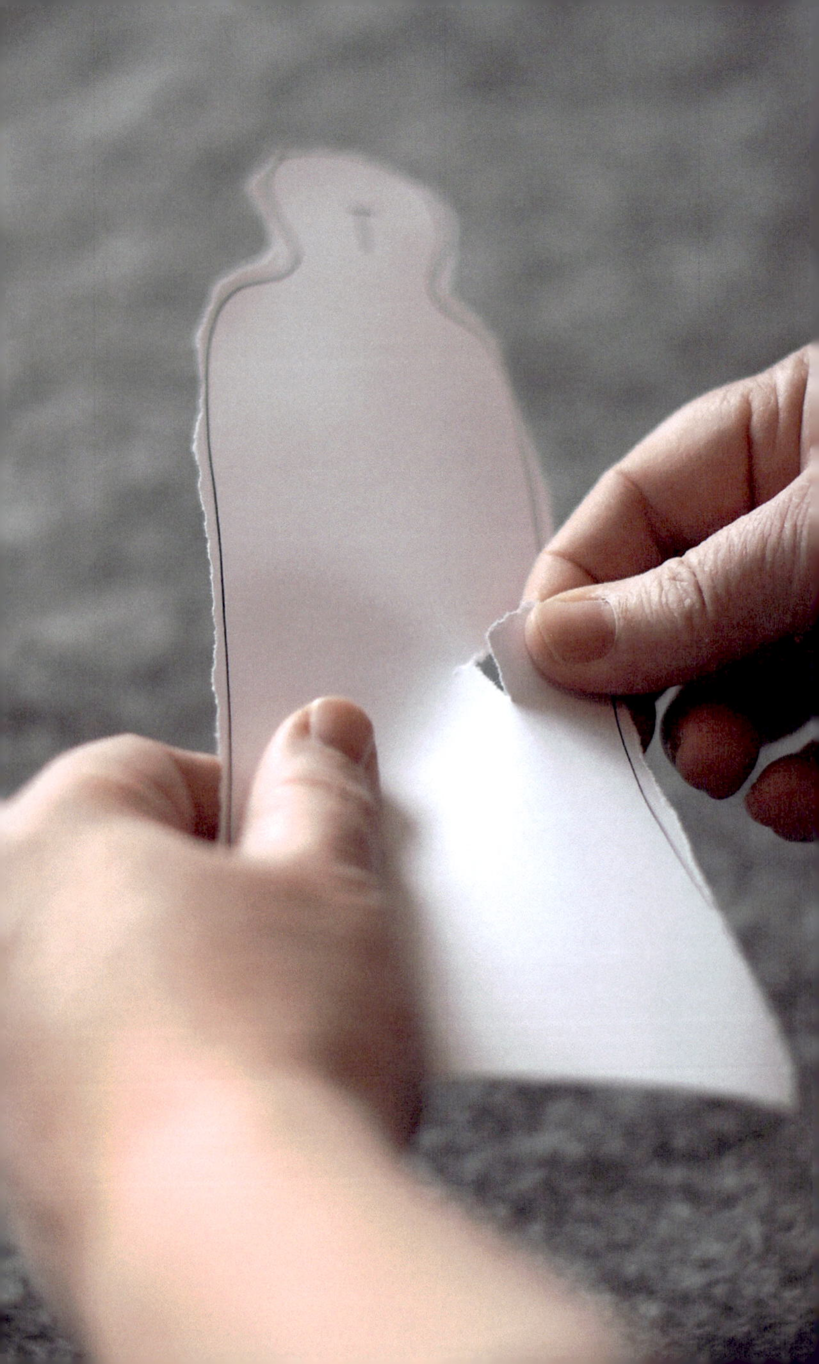

Bereits vor deiner Geburt hattest du zudem Teile deines Selbst abgespalten.

Du hast zum Beispiel Traumata geerbt.

Alle Menschen kommen mit geerbten Traumata auf die Welt.

Ein wenig von sich selbst fehlt also allen Menschen schon, bevor sie auf die Welt kommen.

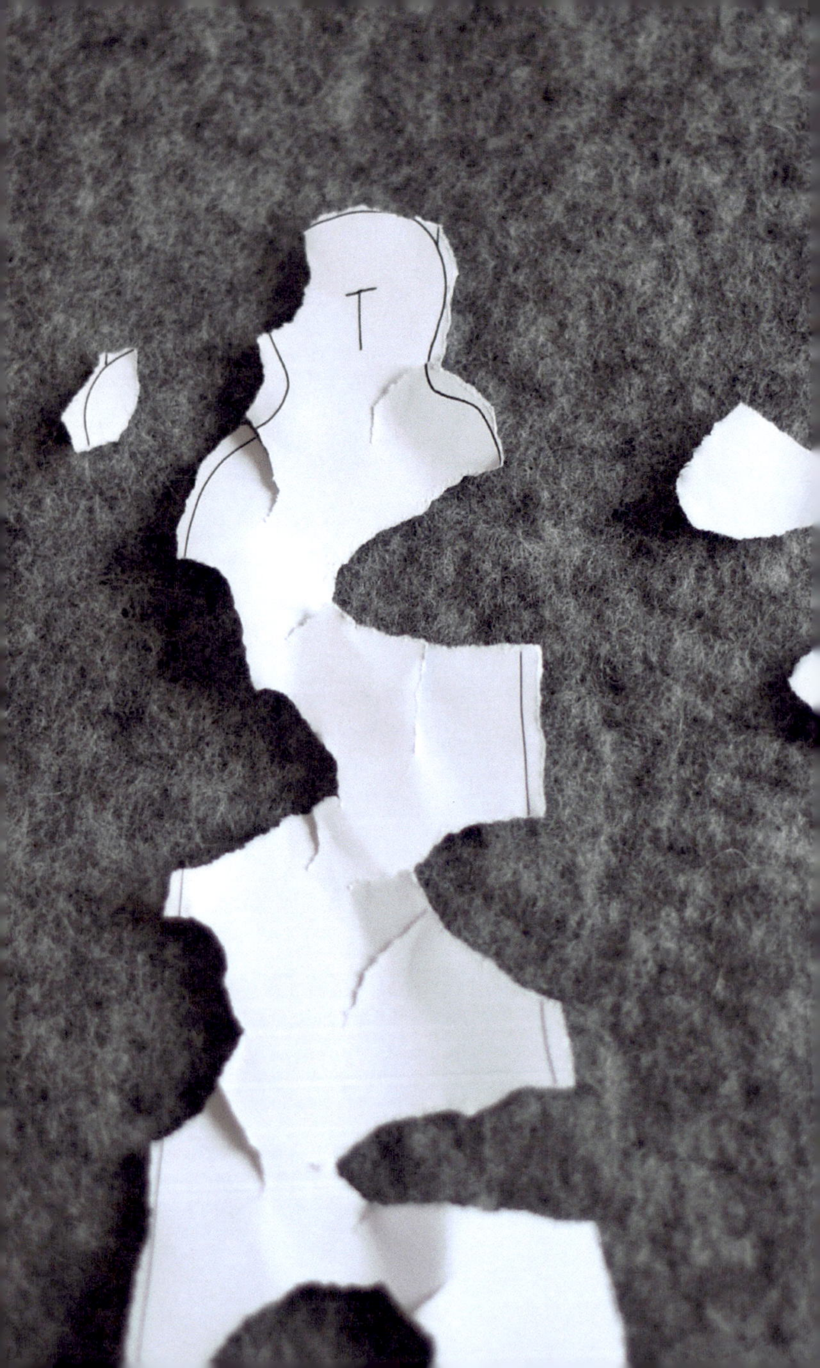

Während wir aufwachsen, verlieren wir weitere Teile unseres Selbst aufgrund vieler kleiner und großer Erlebnisse, die wir zu erdulden, zu erleiden haben.

Von außen sind diese Verluste unsichtbar.

Außerdem lernen wir, wie Dinge heißen, wie Dinge sind, wie wir uns fühlen oder wie wir uns fühlen sollen ...

Alles, was wir sehen und hören, bauen wir mit Worten und Bildern in uns ein.

Mit Worten und Bildern füllen wir vor allem die Stellen auf, wo unser Selbst fehlt.

Dieses Auffüllen ist ebenfalls von außen – und auch hier auf diesem Foto – unsichtbar.

So entsteht in uns eine tiefe, weite Welt aus Fehlstellen, Worten, Bildern – und Sehnsucht nach dem, was ureigentlich zu uns gehört.

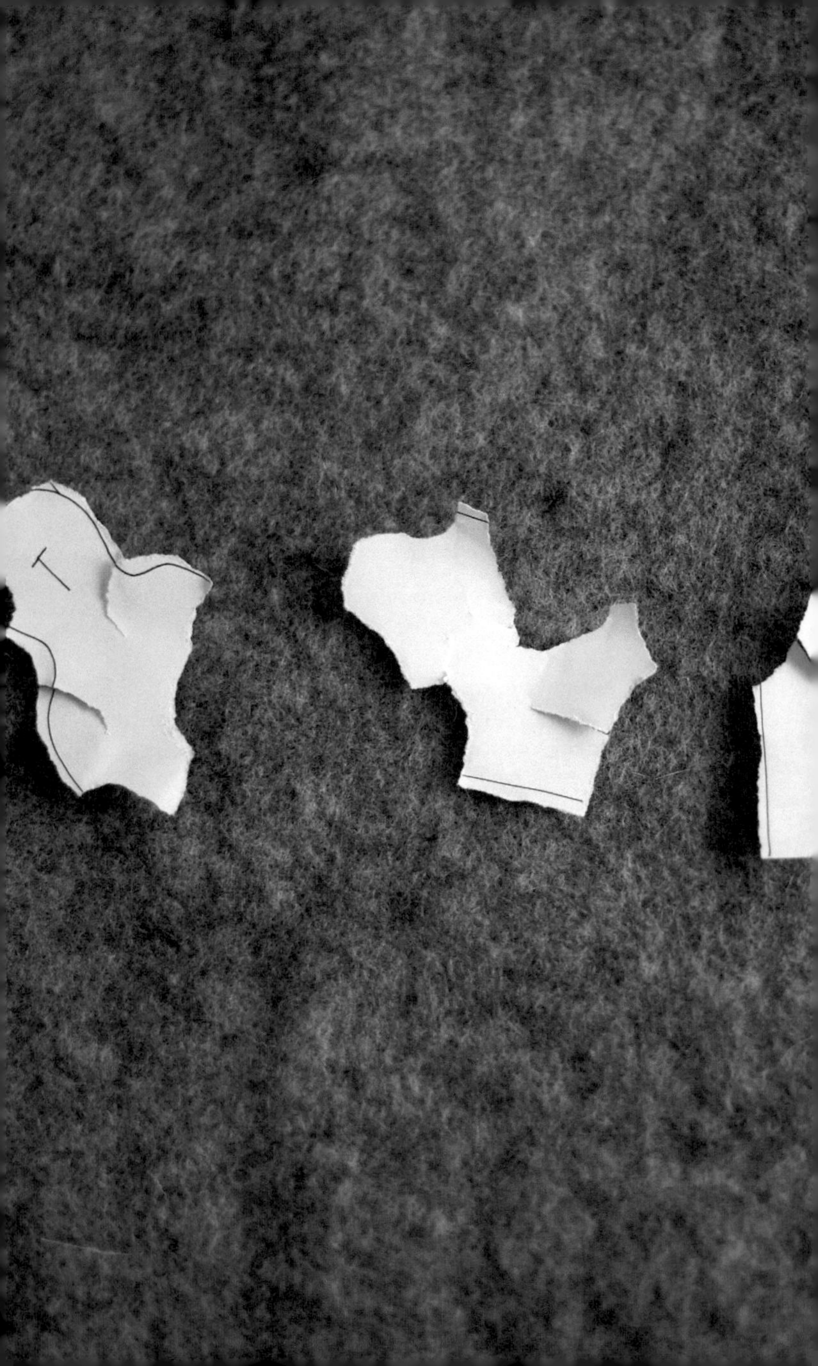

Dann kann das Schlafen irgendwann wirklich schwerfallen.

Schon wenn man ganz klein ist. Oder erst, wenn man groß ist.

In einem drin, in den Fehlstellen, haben sich vielleicht Worte und Bilder eingebaut, die sagen und zeigen:
Ich bin allein.
Ich fürchte mich.
Ich weiß nicht weiter.
Ich träume so schauerlich.
Ich habe Angst.

Welche inneren Worte und Bilder hindern dich am Schlafen?

Schreib sie hier auf.

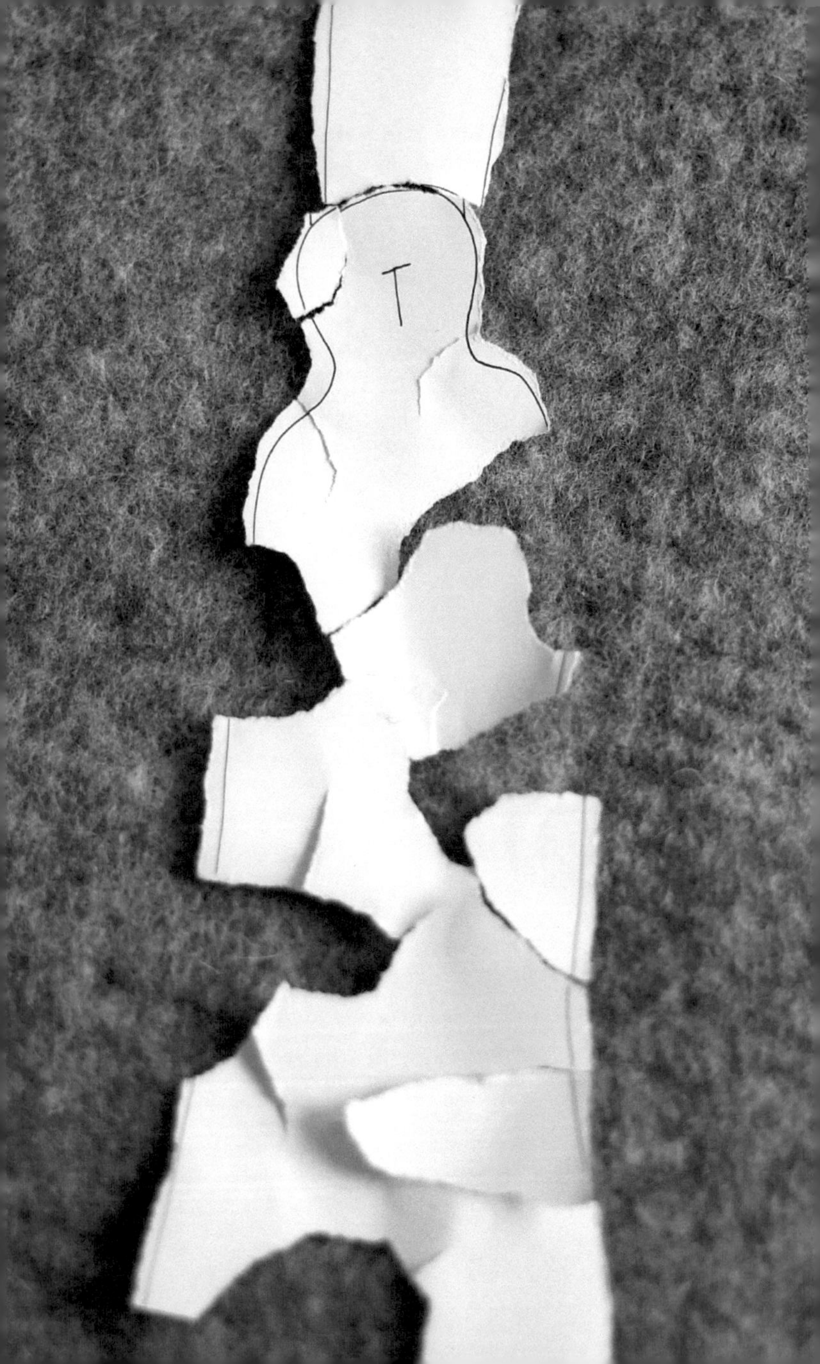
T

Glücklicherweise können wir jedoch alles, was uns belastet, frei und in Frieden bringen und so die inneren Fehlstellen reduzieren.

Dafür genügt, dass wir
- uns an unser Antennenpotenzial erinnern,
- heilsame Bilder denken und
- heilsam mit uns sprechen.

All dies im Bewusstsein, dass wir bedingungslos geliebt sind vom Dahinter der Zeit.

Dann kommen auch die verlorenen Teile zurück. Denn sie blieben bislang nur fort, weil in uns kein Platz mehr für sie war.

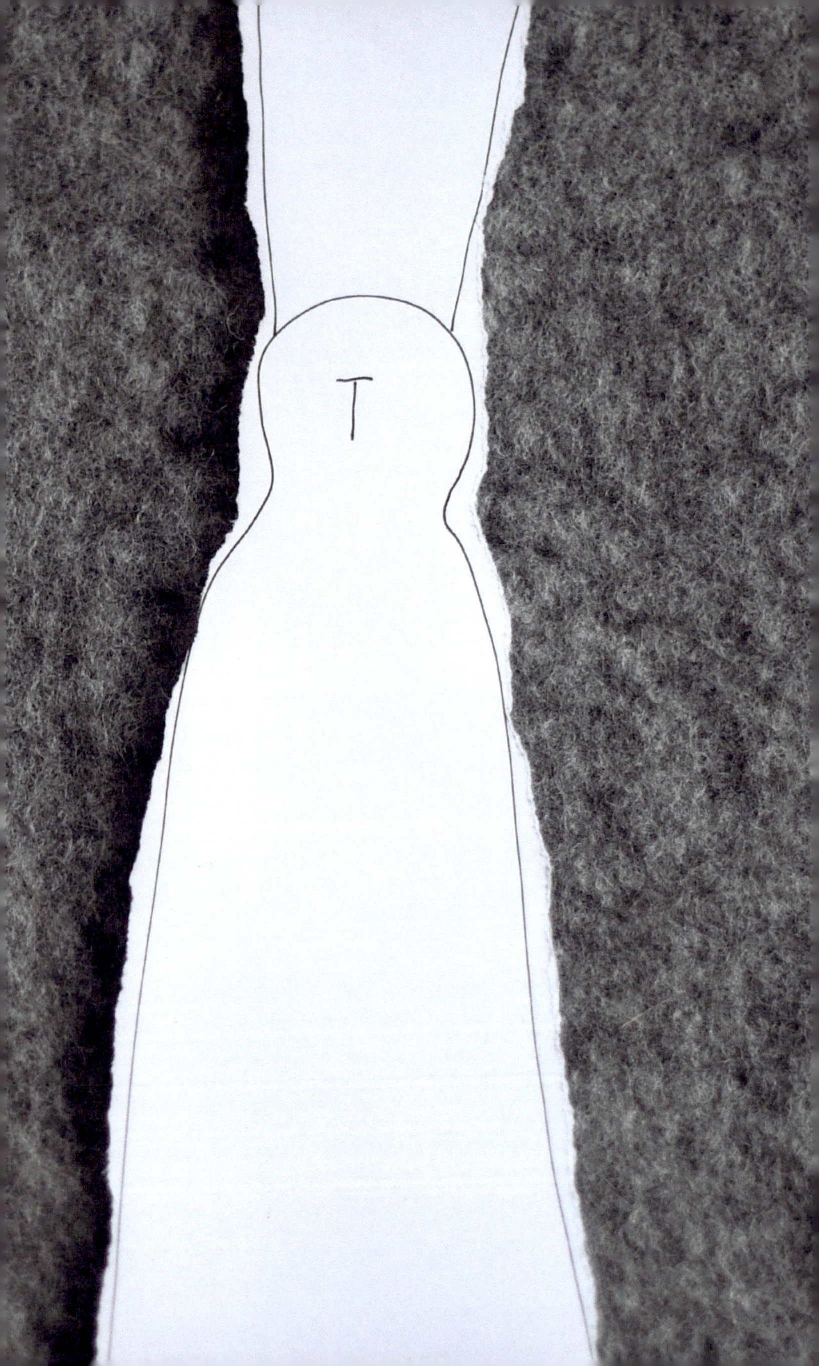
T

So einfach?

Ja.

Du bist Natur.

Du lebst, weil zahlreiche Prozesse in dir einfach so ablaufen, miteinander kommunizieren und interagieren.

Wie du in dir, mit dir und mit anderen sprichst, hat einen unmittelbaren Einfluss darauf, wie es dir geht – und darum auch, wie gut du schläfst.

Was hast du bislang alles unternommen, um wieder schlafen zu können?

Hier ist Platz für die Sammlung deiner Versuche.

2. Erinnern und verstehen

Wir haben gelernt, dass Dinge von außen zu uns kommen: Erlebnisse, Worte, Bilder.

Also versuchten wir, auch unseren Schlaf von außen zu fördern: ein anderes Bett, ein anderes Kissen, ein anderer Tee oder eine bunte Pille.

Ein kleines Kind schläft, wo es will. Niemand soll es dann wecken. Manchmal denken wir: Wie kann es schlafen, um es herum ist so viel Trubel – oder auch so viel Not.

Vielleicht hat jemand das Kind in den Schlaf gesungen. Vielleicht hat es sich selbst in den Schlaf gedacht, sich innerlich gleiten lassend nach Traumland.

Von außen wieder ins Innen finden: Erzähl dir auf dem Weg von dort hinein in den Schlaf deine Geschichte heilsam.

Creative Spiritual Care ist kreative spirituelle Fürsorge durch die Nutzung des Antennenpotenzials: Verlust von Selbst wird rückgängig gemacht, weil bedingungslose Geliebtheit zurückkehrt, wo Angst das Selbst vertrieb. Aus diesem Grund kann Abgespaltenes an seine ureigene, angestammte Stelle zurückkehren.

Belastende Wortverstrickungen und Bildüberschüsse, die in den Fehlstellen entstanden waren, erlösen sich hin zu sinnvollem Wissen und Fühlen über dein Sein und Haben als bedingungslos geliebte Kreatur. In diesem immer umfangreicher werdenden inneren Frieden findest du hinein in erholsamen Schlaf.

Gearbeitet wird mit sehr einfachen, dabei präzisen Vorstellungen und Formulierungen. So ist es möglich, das innere Durcheinander von Worten und Bildern sanft zu befrieden und heilsam zu sortieren.

Das Sprechen erfolgt mit der Vorstellung, dass das, was in Frieden gebracht wird, nach oben aufsteigt, also in Richtung des Dahinters der Zeit.

Dabei haben sich bestimmte Grundformulierungen als hilfreich erwiesen.

Die zentrale Grundformulierung lautet: *Hiermit bringe ich frei und in Frieden ... sanft, in Balance und ohne Belastung. Das ist sicher für mich und alle freuen sich. Danke.*

Diese Formulierung gibt dem Bewusstsein sanfte, durch die Wiederholung zuverlässige Impulse, das kommunikative Durcheinander von Worten und Bildern in den Fehlstellen zu entwirren.

Hiermit bedeutet, dass etwas Bestimmtes im Jetzt, also im gegenwärtigen Augenblick, getan wird.

Bringe meint bewusstes Loslassen.

Ich benennt, wer dies tut.

Frei besagt, eine Belastung loszulassen.

In Frieden heißt, die Belastung über das Antennenpotenzial in Richtung des Dahinters der Zeit steigen zu lassen.

Sanft meint, dass all das ohne innere Erschütterung geschieht.

In Balance und ohne Belastung beschreibt, dass dein System mit der dadurch ausgelösten Veränderung des inneren Gefüges heilsam umgehen kann.

Das ist sicher für mich besagt, dass dieser Loslass- und Rückholprozess ausschließlich positive Auswirkungen für dich hat.

Und alle freuen sich betrifft die Tatsache, dass du unbewusst glauben könntest, jemand hätte etwas dagegen, dass du diese Arbeit machst. Du legst jedoch fest, dass das nun anders ist.

Danke bedeutet, dass das, was du gesagt hast, nun so ist.

Creative Spiritual Care kann in unterschiedlichen Varianten erfolgen. In diesem Buch geht es ums reine Sprechen, um schlafen zu können. So wendest du das an:

- Du liegst im Bett, auf dem Rücken oder auf der Seite – wie du magst.

- Du löschst das Licht und schließt deine Augen.

- Dann sprichst oder denkst du leise und natürlich auswendig Text, den du im nächsten Kapitel findest.

- Du kannst bei einer beliebigen Formulierung beginnen und auch eigene für deine jeweilige Situation schreiben bzw. dir während des Sprechens ausdenken.

- Du sprichst bzw. denkst Wort für Wort *langsam und bewusst,* was sein soll, und das geschieht dann.

- Du erzählst deinem Bewusstsein verarbeitende, sortierende, heilsame Geschichten.

- Du sprichst konzentriert Wort für Wort immer weiter. So gehst du auf den Schlaf zu, während der Schlaf zu dir kommt.

- Du kommst zur Ruhe und schläfst ein.

Erholsamer Schlaf beginnt in dir und ist schon da. Den Weg dorthin ebnest du über neue Pfade in deinem Bewusstsein, die du für dich selbst gestaltest.

Die Formulierungen ab Seite 40 sind als Anregung gedacht. Wo ... steht, kannst du Sachverhalte oder Namen einsetzen. Was immer wiederkehrt, ist die Grundformulierung.

In jedem Kapitel findest du Platz für deine eigenen Formulierungen zu Themen, die dich umtreiben.

3. Sprechen und schlafen

Wenn du schläfst, bist du allein mit dir.

Zwar kann es ein, dass du dein Bett mit jemand anderem teilst. Doch in den Schlaf hinein begibst du dich immer und ausschließlich allein.

Nur bist du dabei immer und unverbrüchlich verbunden mit dem dich bedingungslos liebenden Dahinter der Zeit.

Dank dieser Verbindung kannst du deine inneren wilden, stürmischen, tiefen, unheimlichen, überbordenden, kummervollen, sorgenvollen Meere voller Worte und Bilder befrieden.

Nach und nach alles freigeben, durch das Antennenpotenzial hindurch hinaus in die erlösende Weite des Dahinters der Zeit.

Allgemein

Hiermit gebe ich alles frei und in Frieden,
was mich daran hindert,
einfach so einschlafen und durchschlafen zu können.

Ich bringe das alles frei und in Frieden
sanft, in Balance und ohne Belastung
und das ist sicher für mich und alle freuen sich. Danke.

Hiermit gebe ich alles frei und in Frieden,
was mich noch alles daran hindert,
einfach so einschlafen und durchschlafen zu können.

Ich bringe das alles frei und in Frieden
sanft, in Balance und ohne Belastung
und das ist sicher für mich und alle freuen sich. Danke.

Ich gebe auch all das frei und in Frieden,
was mir trübe Gedanken macht und mich
am Schlafen hindert.

Ich bringe das alles frei und in Frieden
sanft, in Balance und ohne Belastung
und das ist sicher für mich und alle freuen sich. Danke.

Ich gebe auch all das frei und in Frieden,
was mir Sorgen bereitet und mich am Schlafen hindert.
Die Sorge um ... und die Sorge um ... und die Sorge um ...

Ich bringe das alles frei und in Frieden
sanft, in Balance und ohne Belastung
und das ist sicher für mich und alle freuen sich. Danke.

Ich gebe alles frei und in Frieden,
was mich daran hindert,
gut und heilsam zu träumen.

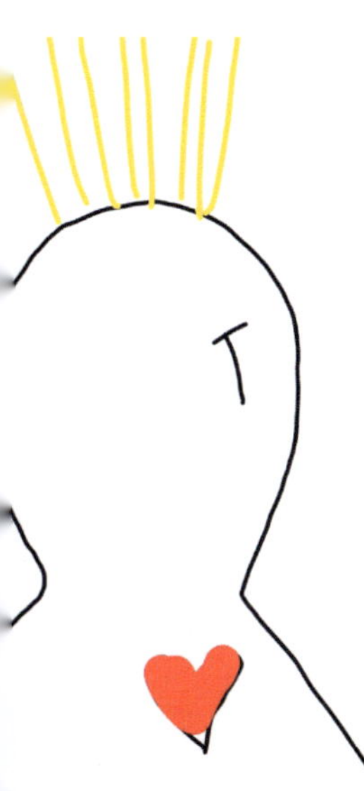

MEHR GUTES ZUTRAUEN.

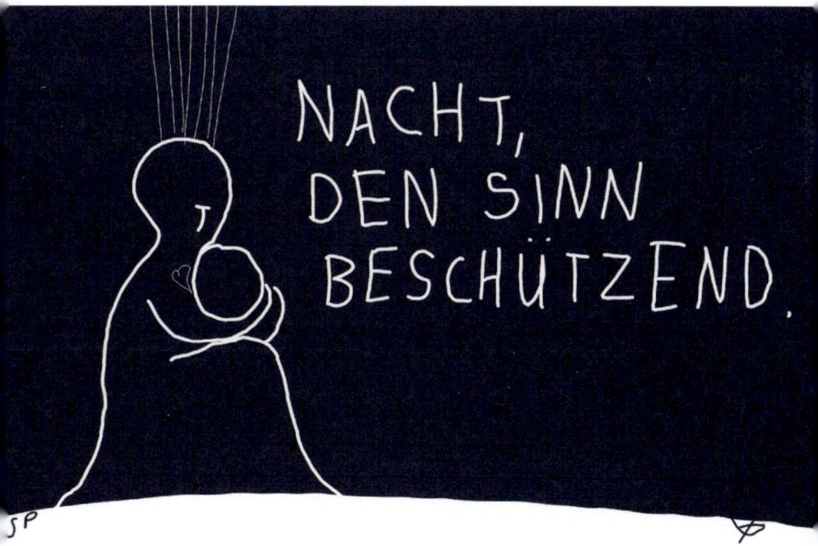

NACHT, DEN SINN BESCHÜTZEND.

Ich bringe das alles frei und in Frieden
sanft, in Balance und ohne Belastung
und das ist sicher für mich und alle freuen sich. Danke.

Ich gebe alles frei und in Frieden,
was meine Gedanken kreisen lässt,
was in mir Unruhe verursacht und Herzklopfen,
was mich daran hindert, mich zu entspannen.

Ich bringe das alles frei und in Frieden
sanft, in Balance und ohne Belastung
und das ist sicher für mich und alle freuen sich. Danke.

Ich gebe alles frei und in Frieden,
was mich daran hindert, nun einfach so
sanft und sicher einzuschlafen.

Ich bringe das alles frei und in Frieden
sanft, in Balance und ohne Belastung
und das ist sicher für mich und alle freuen sich. Danke.

Ich bringe frei und in Frieden,
was mein Herz beschwert
und was mich daran hindert,
sanft und behütet einschlafen zu können.

Ich bringe das alles frei und in Frieden
sanft, in Balance und ohne Belastung
und das ist sicher für mich und alle freuen sich. Danke.

Ich bringe frei und in Frieden,
was mich daran hindert, in Frieden einzuschlafen
und erholt und gestärkt wieder aufzuwachen.

Ich bringe das alles frei und in Frieden
sanft, in Balance und ohne Belastung
und das ist sicher für mich und alle freuen sich. Danke.

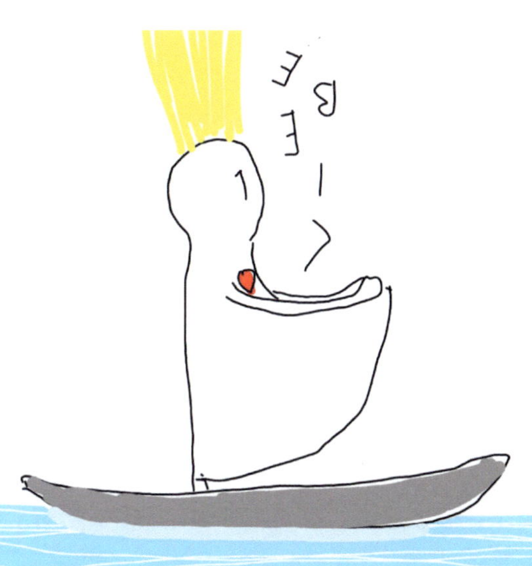

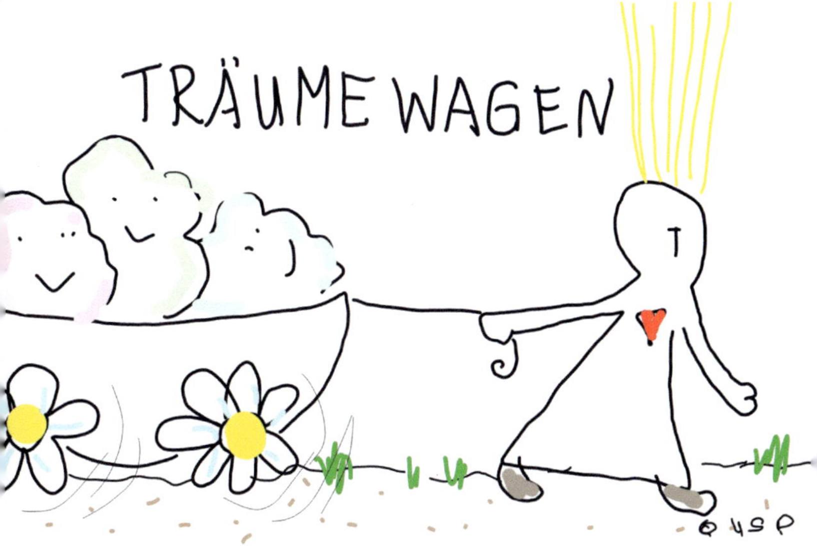

TRÄUME WAGEN

Ich gebe frei und in Frieden,
was mich an morgen denken lässt
und an all die Aufgaben, die auf mich warten.

Ich gebe frei und in Frieden alle Gedanken,
wie ich schaffen soll, was zu tun ist.

Ich entlasse diesen Tag ins Sein
und entspanne mich hinein
in erholsamen Schlaf,
der mich kräftigt für morgen.

Alles, was mich daran hindert,
bringe ich frei und in Frieden
sanft, in Balance und ohne Belastung
und das ist sicher für mich und alle freuen sich. Danke.

Ich rufe zu mir
meinen heilsamen Schlaf und meine Kraft,
damit ich morgen erholt und entspannt
in den Tag starten kann.

Ich bringe frei und in Frieden, was meinen heilsamen Schlaf daran hindert, zu mir zu kommen, und was mich daran hindert, zu meinem Schlaf zu kommen.

Ich bringe das alles frei und in Frieden
sanft, in Balance und ohne Belastung
und das ist sicher für mich und alle freuen sich. Danke.

Ich verabschiede mich von den Gedanken, schlaflos sein zu müssen oder zu sollen. Woher auch immer diese Gedanken in mich kamen, ich gebe die Ursachen frei und in Frieden.

Ich bringe das alles frei und in Frieden
sanft, in Balance und ohne Belastung
und das ist sicher für mich und alle freuen sich. Danke.

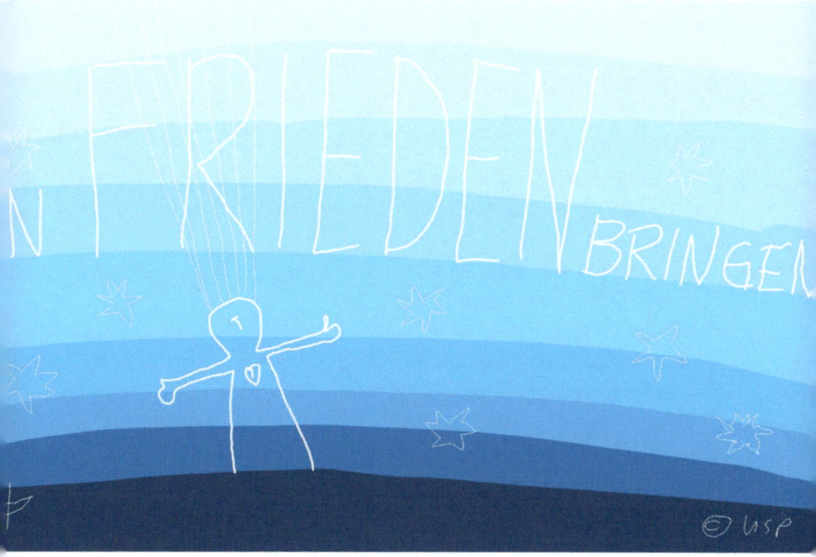

FRIEDEN BRINGEN

© USP

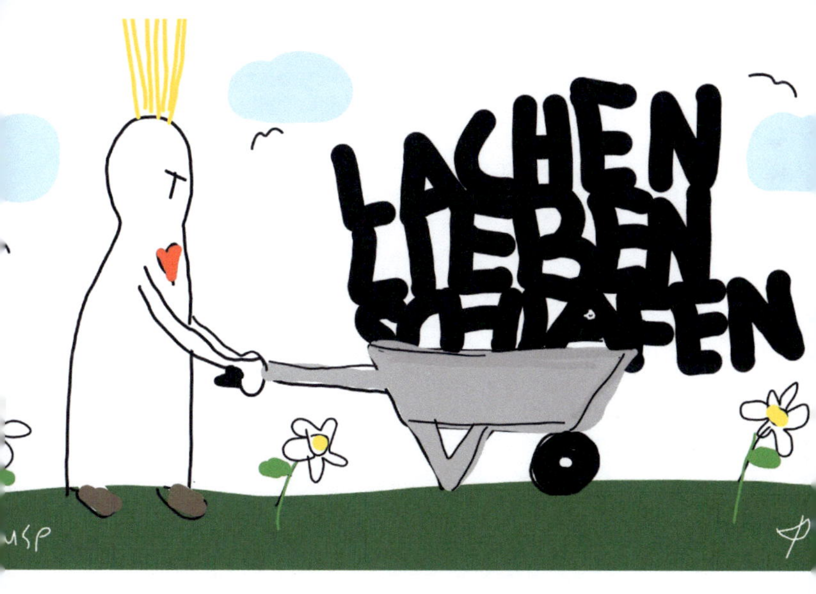

LACHEN
LIEBEN
SCHAFFEN

USP

Ich gebe frei und in Frieden,
was mein Gehirn daran hindert,
für die Nacht abzuschalten.

Ich bringe das alles frei und in Frieden
sanft, in Balance und ohne Belastung
und das ist sicher für mich und alle freuen sich. Danke.

Ich lasse mich sanft fallen in meinen Schlaf,
meine Erholung, mein Sein und Haben,
in meine Entspannung
und ich gebe alles frei und in Frieden,
was mich daran hindert.

Ich bringe das alles frei und in Frieden
sanft, in Balance und ohne Belastung
und das ist sicher für mich und alle freuen sich. Danke.

Was immer heute war,
was immer morgen sein wird,
ich erhole mich jetzt in tiefem, heilsamem Schlaf
und bringe frei und in Frieden, was mich daran hindert.

Ich bringe das alles frei und in Frieden
sanft, in Balance und ohne Belastung
und das ist sicher für mich und alle freuen sich. Danke.

Alle Gedanken und Überlegungen, die mich bislang am Schlafen hinderten, die ich aber noch für Aufgaben benötige, lege ich nun mit mir schlafen. Ich vertraue darauf, dass auch sie sich durch die Erholung heilsam verändern werden. Ich gebe frei und in Frieden, was sie daran hindern könnte.

Ich bringe das alles frei und in Frieden
sanft, in Balance und ohne Belastung
und das ist sicher für mich und alle freuen sich. Danke.

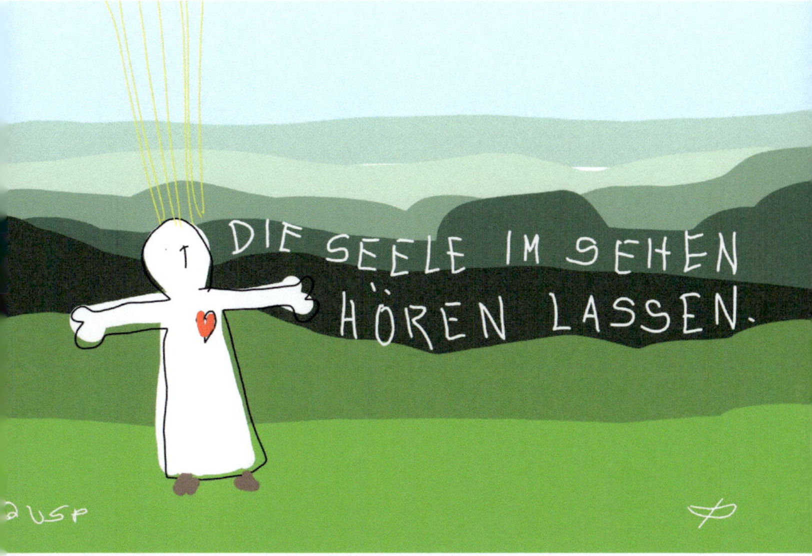

DIE SEELE IM SEHEN
HÖREN LASSEN.
©USP

WUNDER
WILLKOMMEN
HEISSEN.
©USP

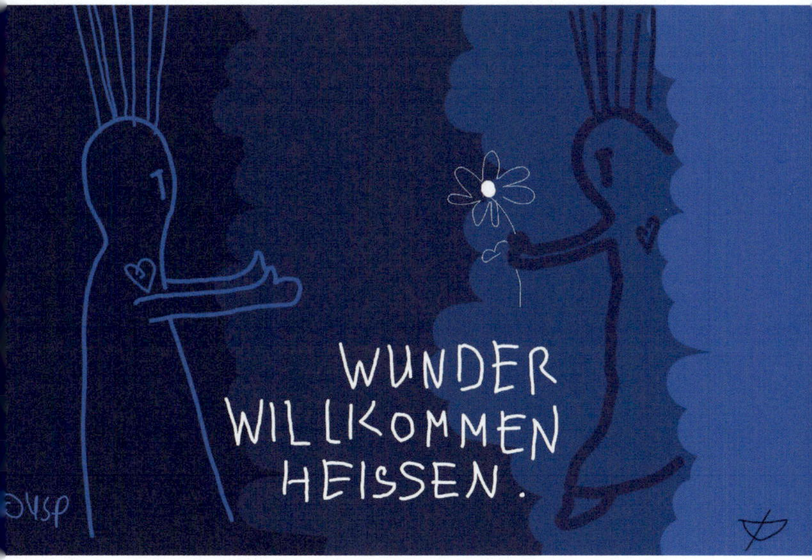

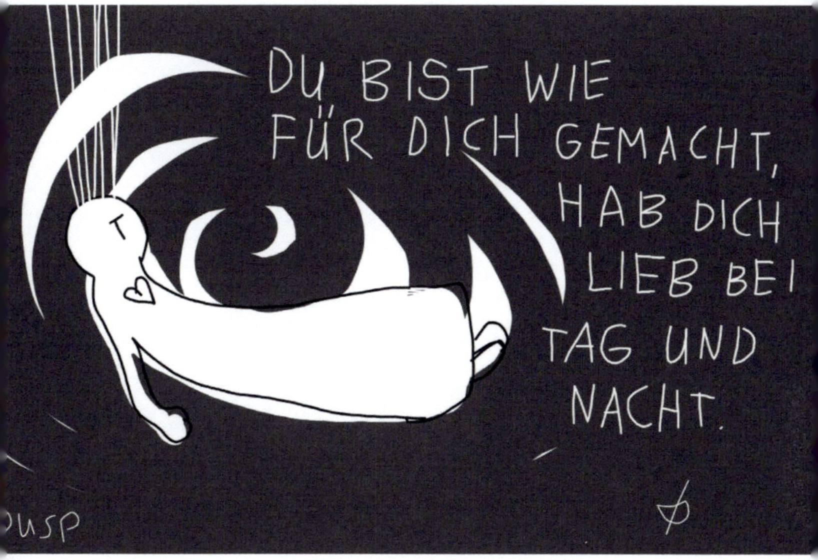

DU BIST WIE FÜR DICH GEMACHT, HAB DICH LIEB BEI TAG UND NACHT.

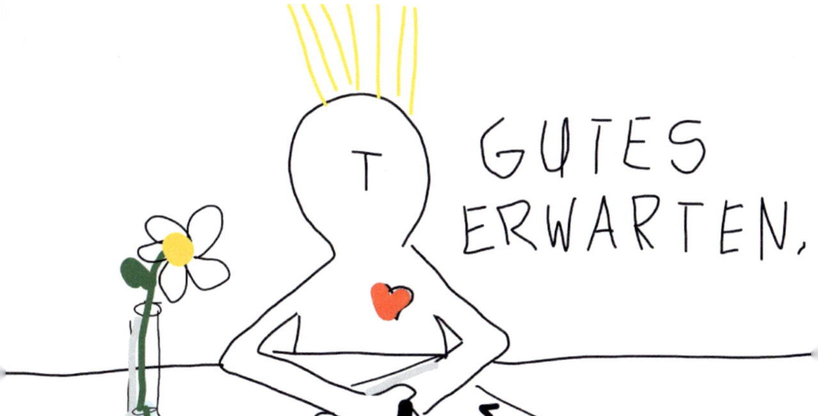

GUTES ERWARTEN.

Bei Stress

Ich gebe frei und in Frieden,
was in mir diesen Stress verursacht.

Was mich daran hindert, Stress zu verarbeiten.
Was mich daran hindert zu entspannen.
Was mich daran hindert, Ruhe zu bewahren,
Ruhe zu finden, ruhig zu werden.
Was mich daran hindert, tief und fest zu schlafen.
Was mich daran hindert, erholsam zu schlafen.

Ich bringe das alles frei und in Frieden
sanft, in Balance und ohne Belastung
und das ist sicher für mich und alle freuen sich. Danke.

Ich bringe die belastenden Ereignisse dieses Tages
in Frieden. Ich lasse die Gedanken los
an …
und an …
und an …
und an …
und an … .

Ich bringe das alles frei und in Frieden
sanft, in Balance und ohne Belastung
und das ist sicher für mich und alle freuen sich. Danke.

Ich bringe frei und in Frieden,
was mich daran hindert,
so tief und fest zu schlafen,
dass ich den morgigen Tag
kraftvoll beginnen und gestalten kann.

Ich bringe das alles frei und in Frieden
sanft, in Balance und ohne Belastung
und das ist sicher für mich und alle freuen sich. Danke.

STILLE
HÖREN.
DUSP

EIN
ZUHAUSE
FÜR DIE
SEELE
SEIN
UND
HABEN.
DUSP

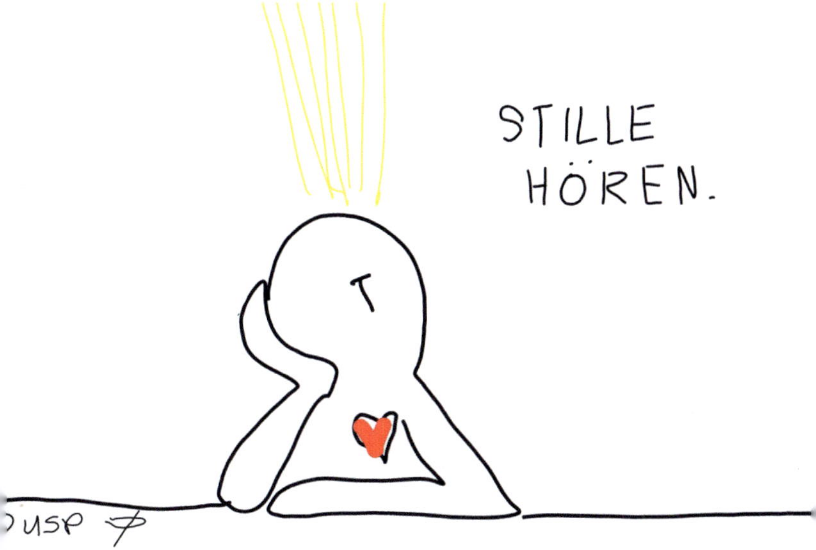

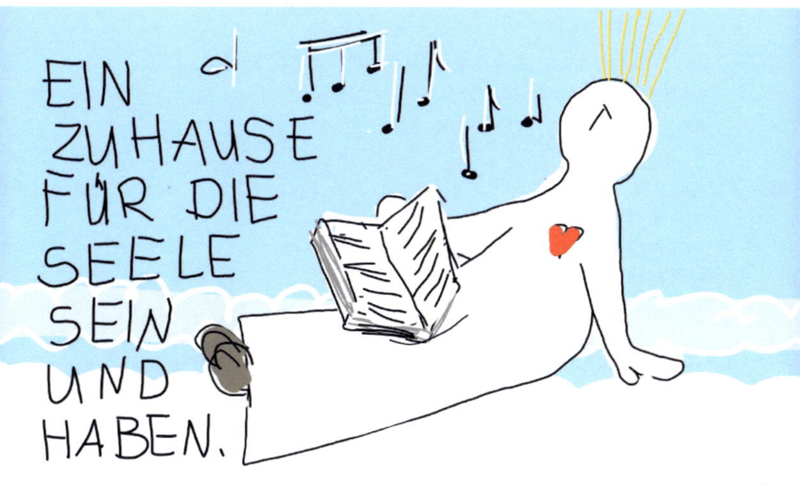

Ich bringe frei und in Frieden, was in mir das Gefühl des Ausgebranntseins entstehen lässt.

Ich bringe das alles frei und in Frieden
sanft, in Balance und ohne Belastung
und das ist sicher für mich und alle freuen sich. Danke.

Ich rufe alles zu mir zurück,
was ureigentlich zu mir gehört
und was mich dabei unterstützt,
meine Kraft und meine Energie
zu meiner Verfügung zu haben
und im Schlaf zu regenerieren.

Ich gebe frei und in Frieden, was mich daran hindert.

Ich bringe das alles frei und in Frieden
sanft, in Balance und ohne Belastung
und das ist sicher für mich und alle freuen sich. Danke.

Ich rufe alles zu mir zurück, was ureigentlich
zu mir gehört und was mich dabei unterstützt,
sinnvoll, achtsam, heilsam, ...
mit Stress,
mit meinen Aufgaben,
mit meinen Kräften,
mit meiner Energie,
mit meinen Gedanken,
mit meinen Gefühlen,
mit meinem Chef,
mit meinen Kolleginnen und Kollegen,
mit Kundinnen und Kunden,
mit anstrengenden Leuten,
mit meiner Zeit,
mit meinem Können,
mit ... umgehen zu können.
Ich gebe frei und in Frieden, was mich daran hindert.

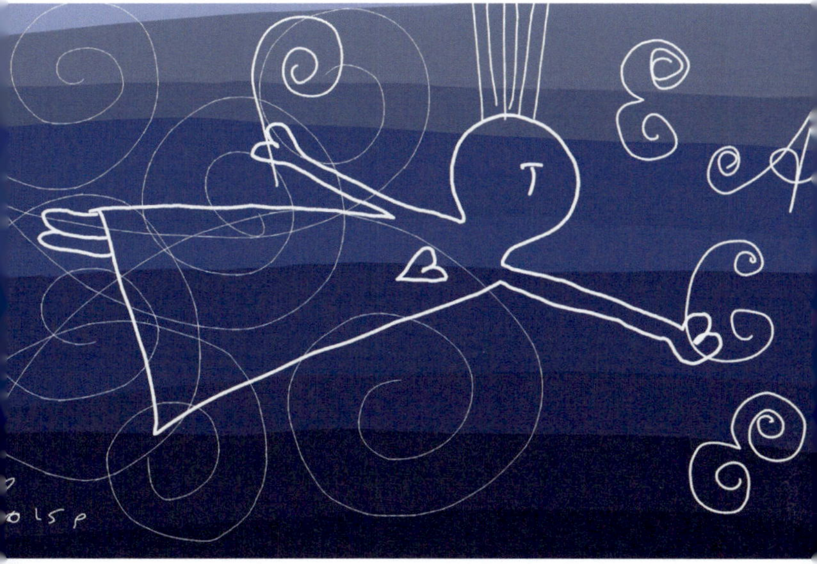

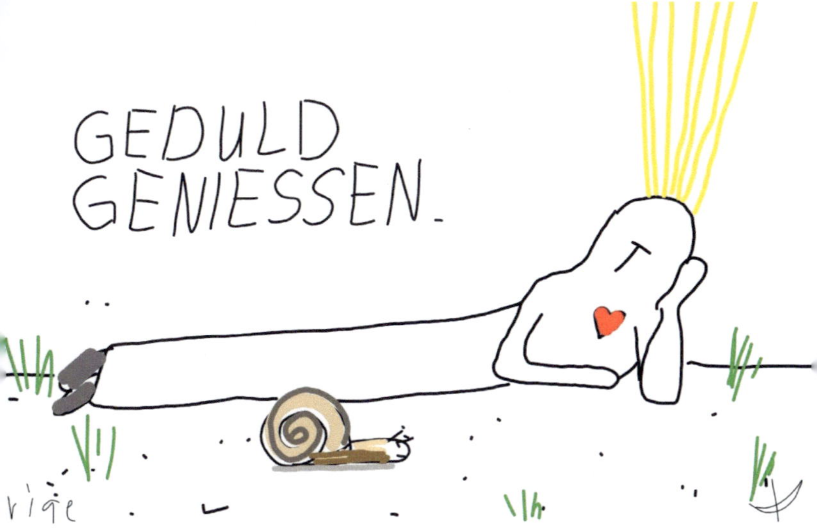

GEDULD
GENIESSEN.

Ich bringe das alles frei und in Frieden
sanft, in Balance und ohne Belastung
und das ist sicher für mich und alle freuen sich. Danke.

Ich gebe alles frei und in Frieden,
was mich daran hindert,
jetzt schnell und zügig einzuschlafen,
durchzuschlafen,
sinnvoll zu träumen
und morgen erholt wieder aufzuwachen.

Ich bringe das alles frei und in Frieden
sanft, in Balance und ohne Belastung
und das ist sicher für mich und alle freuen sich. Danke.

Ich rufe zu mir zurück,
was ursächlich zu mir gehört
und was mich dabei unterstützt,
das Projekt ... sinnvoll und entspannt
anzugehen und umzusetzen.

Ich gebe frei und in Frieden, was mich daran hindert,
jetzt zu schlafen, mich zu erholen
und morgen mit frischer Kraft
wieder an das Projekt zu gehen.

Ich bringe das alles frei und in Frieden
sanft, in Balance und ohne Belastung
und das ist sicher für mich und alle freuen sich. Danke.

Ich bringe frei und in Frieden, was mich daran
hindert zu vertrauen, dass ich mit diesem Sprechen
meinen Schlaf verbessern könnte.

Ich bringe das alles frei und in Frieden
sanft, in Balance und ohne Belastung
und das ist sicher für mich und alle freuen sich. Danke.

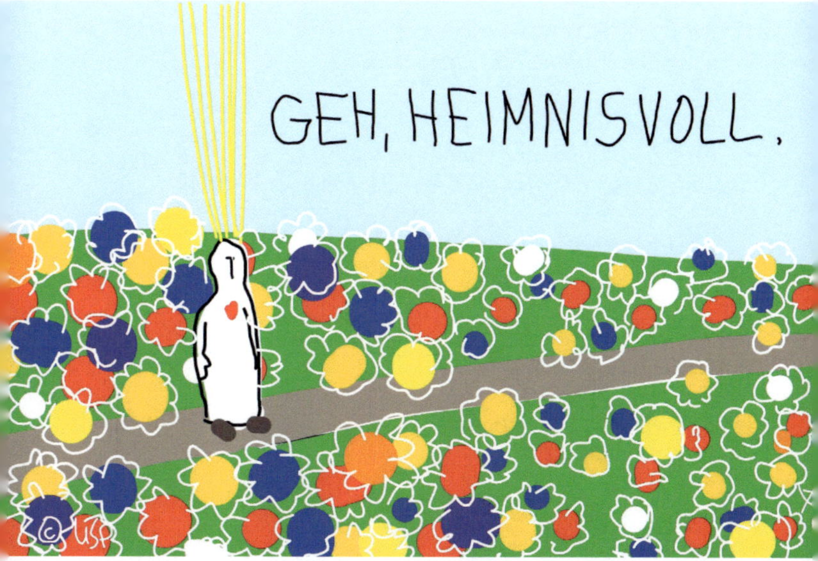

GEH, HEIMNISVOLL.

©usp

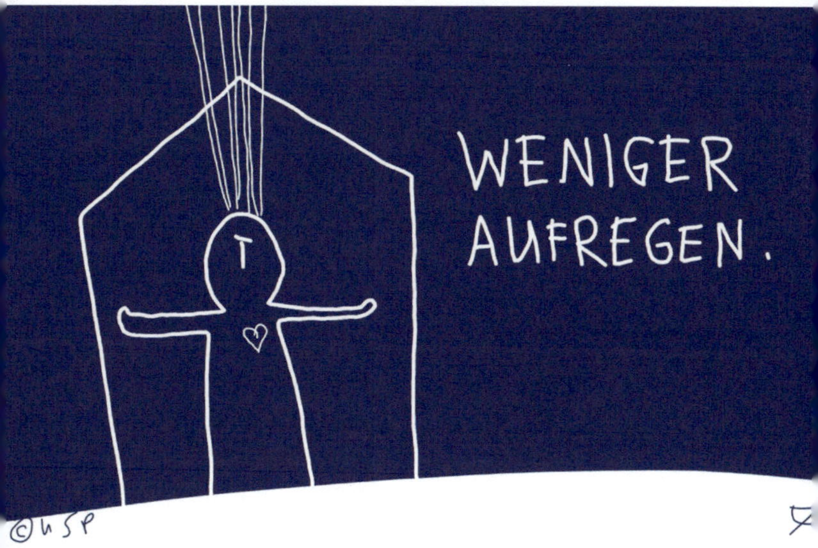

WENIGER AUFREGEN.

©usp

Ich bringe frei und in Frieden,
was mich so schnell auf 180 sein lässt.

Ich bringe das alles frei und in Frieden
sanft, in Balance und ohne Belastung
und das ist sicher für mich und alle freuen sich. Danke.

Ich bringe frei und in Frieden, was mich stresst
und am Schlafen hindert.

Ich bringe frei und in Frieden, was mich belastet
und am Schlafen hindert.

Ich bringe frei und in Frieden, was mich umtreibt
und am Schlafen hindert.

Ich bringe frei und in Frieden, was mich …
und am Schlafen hindert.

Ich bringe das alles frei und in Frieden
sanft, in Balance und ohne Belastung
und das ist sicher für mich und alle freuen sich. Danke.

Ich gebe alles frei und in Frieden,
was mich daran hindert,
sanft und heilsam und tief zu schlafen.

Ich bringe das alles frei und in Frieden
sanft, in Balance und ohne Belastung
und das ist sicher für mich und alle freuen sich. Danke.

Ich lasse alles los,
was mich am Schlafen hindert.

Ich bringe das alles frei und in Frieden
sanft, in Balance und ohne Belastung
und das ist sicher für mich und alle freuen sich. Danke.

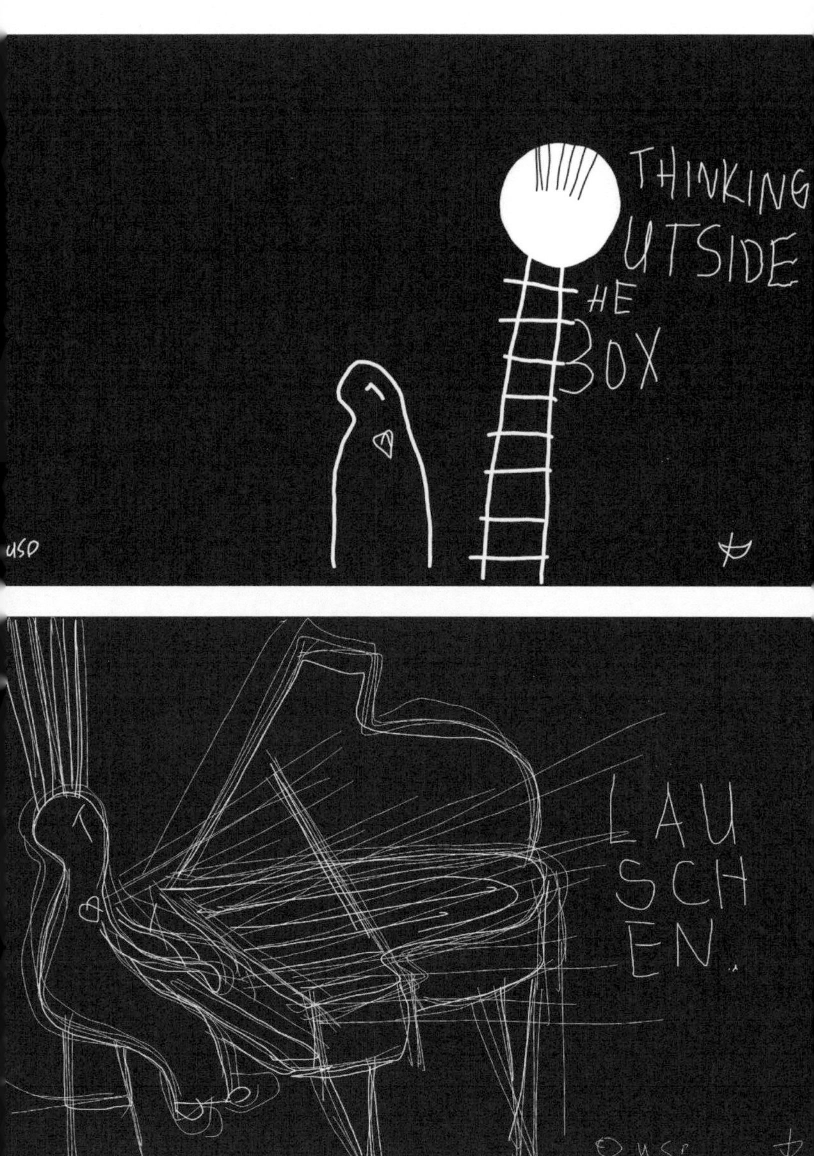
THINKING
UTSIDE
HE
BOX
LAU
SCH
EN.

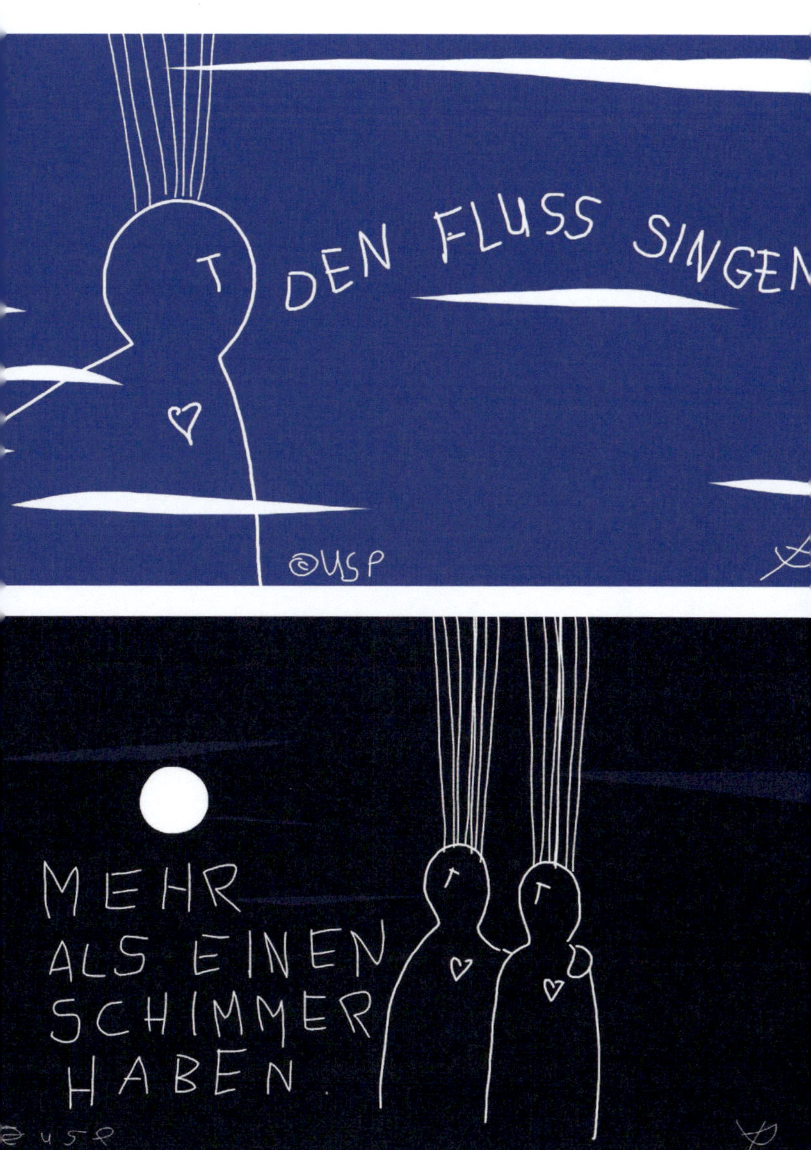
DEN FLUSS SINGEN
©USP
MEHR
ALS EINEN
SCHIMMER
HABEN.
©USP

In Sorgen

Ich sorge mich
um ...
und um ..
und um ...
und das raubt mir meinen Schlaf.

Doch ich brauche meinen Schlaf,
um gut mit diesen Herausforderungen umgehen zu können.

Darum gebe ich alles frei und in Frieden,
was mich daran hindert, tief und erholsam zu schlafen.

Ich bringe das alles frei und in Frieden
sanft, in Balance und ohne Belastung
und das ist sicher für mich und alle freuen sich. Danke.

Ich bin unsicher, wie ich
mit der Situation ...
mit der Person ...
umgehen soll.

Ich gebe die Ursachen für diese Unsicherheit
frei und in Frieden, damit ich nun schnell
einschlafen und sicher durchschlafen kann.

Ich bringe das alles frei und in Frieden
sanft, in Balance und ohne Belastung
und das ist sicher für mich und alle freuen sich. Danke.

Ich gebe frei und in Frieden, was mich daran hindert,
jeden Tag seine eigene Sorge haben zu lassen.

Ich bringe das alles frei und in Frieden
sanft, in Balance und ohne Belastung
und das ist sicher für mich und alle freuen sich. Danke.

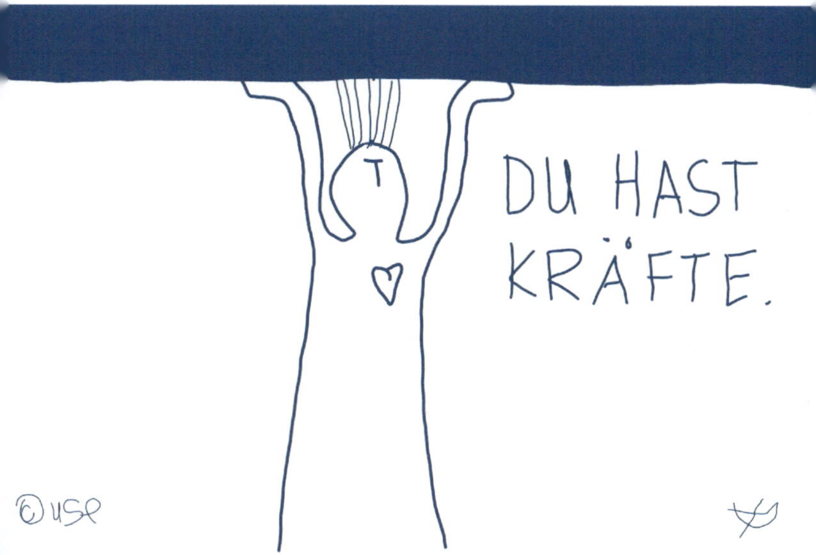

DU HAST
KRÄFTE.

© use

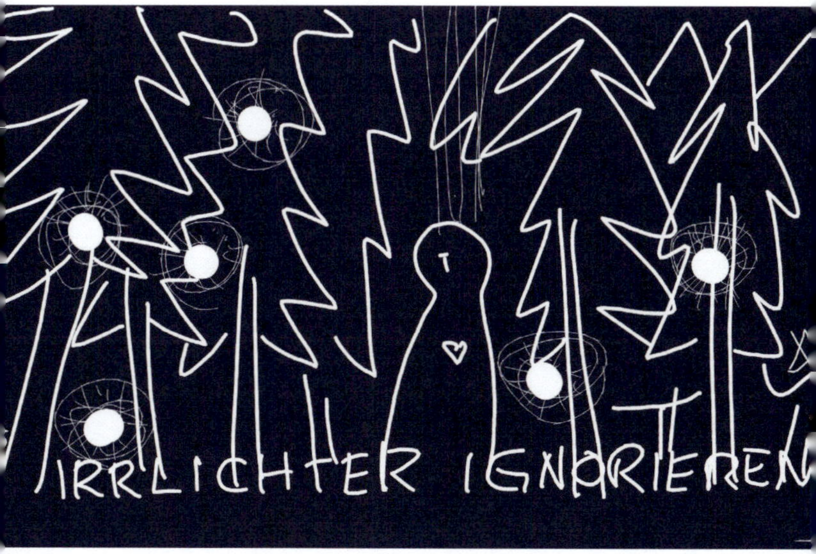

IRRLICHTER IGNORIEREN

Ich habe so viel getan
für diese Sitation …
für diese Person …

Ich habe … und … und … und …
Das alles habe ich getan.

Für diese Nacht gebe nun die Sorge um … ab,
damit ich tief und erholsam schlafen kann.
Ich gebe alles frei und in Frieden, was mich daran hindert,
diese Sorge abzugeben.

Ich bringe das alles frei und in Frieden
sanft, in Balance und ohne Belastung
und das ist sicher für mich und alle freuen sich. Danke.

Ich gebe frei und in Frieden, was mich daran hindert,
tief und fest zu schlafen, um Kräfte zu sammeln
für den nächsten Tag.

Ich bringe das alles frei und in Frieden
sanft, in Balance und ohne Belastung
und das ist sicher für mich und alle freuen sich. Danke.

Ich rufe alles zu mir zurück, was ureigentlich
zu mir gehört und was mich dabei unterstützt,
mich sinnvoll um … zu kümmern.

Ich bringe das alles frei und in Frieden
sanft, in Balance und ohne Belastung
und das ist sicher für mich und alle freuen sich. Danke.

Ich vertraue darauf,
dass ich durch tiefen, erholsamen Schlaf
auf neue Gedanken für … komme.
Ich gebe alles frei und in Frieden,
was mich daran hindert, darauf zu vertrauen.

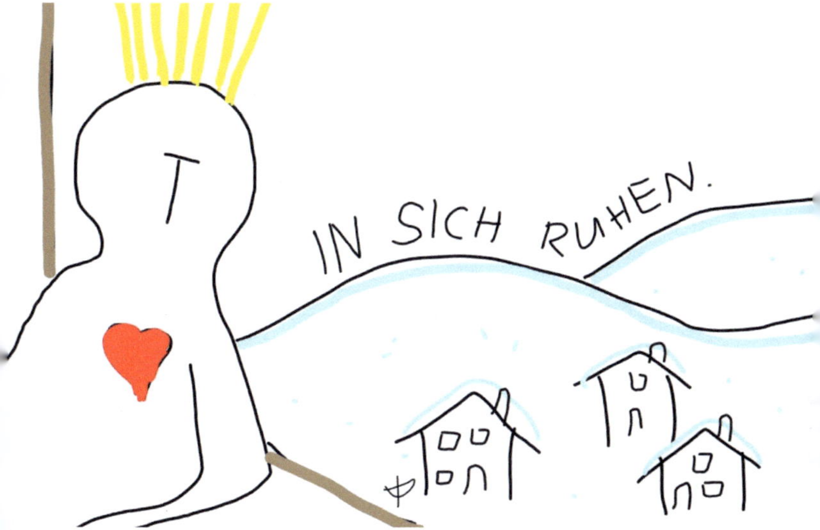

IN SICH RUHEN.

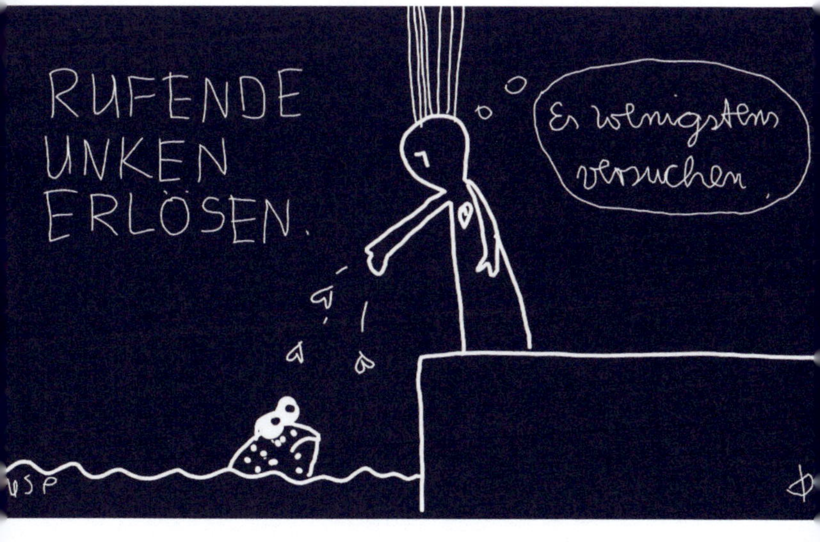

RUFENDE
UNKEN
ERLÖSEN.

Es wenigstens
versuchen.

VSP

Ich bringe das alles frei und in Frieden
sanft, in Balance und ohne Belastung
und das ist sicher für mich und alle freuen sich. Danke.

Ich sorge mich um
den Zustand der Welt,
meine Kinder,
meine Partnerschaft,
meine Finanzen,
meine Arbeit,
meine Gesundheit,
meinen Schlaf,
mein ...,
doch ich brauche meinen Schlaf.
Darum gebe ich hiermit alles frei und in Frieden,
was mich jetzt am Einschlafen und Durchschlafen hindert.

Ich bringe das alles frei und in Frieden
sanft, in Balance und ohne Belastung
und das ist sicher für mich und alle freuen sich. Danke.

Ich gebe frei und in Frieden,
was mich daran hindert,
nun zügig einzuschlafen
und morgen erholt wieder aufzuwachen.

Ich bringe das alles frei und in Frieden
sanft, in Balance und ohne Belastung
und das ist sicher für mich und alle freuen sich. Danke.

Ich gebe frei und in Frieden,
was mich daran hindert,
im Schlaf auf neue, förderliche Gedanken zu kommen.

Ich bringe das alles frei und in Frieden
sanft, in Balance und ohne Belastung
und das ist sicher für mich und alle freuen sich. Danke.

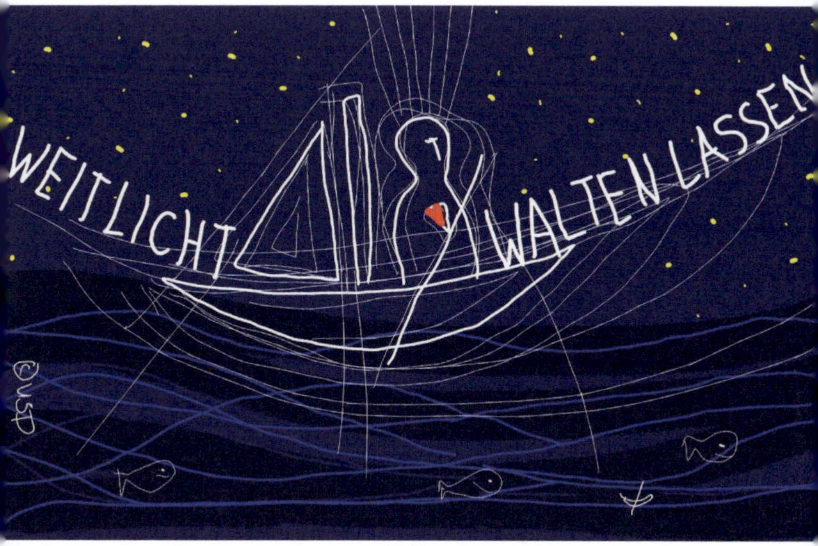

WEITLICHT WALTEN LASSEN

©USP

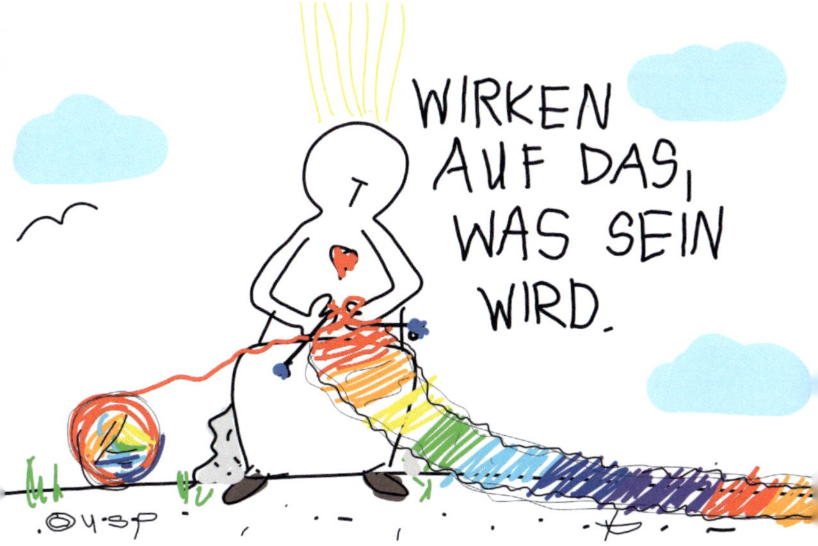

WIRKEN AUF DAS, WAS SEIN WIRD.

©USP

Ich gebe frei und in Frieden, was mich daran hindert,
zur Ruhe zu kommen.

Ich bringe das alles frei und in Frieden
sanft, in Balance und ohne Belastung
und das ist sicher für mich und alle freuen sich. Danke.

Ich gebe frei und in Frieden, was mich daran hindert,
jetzt tief und fest und erholsam zu schlafen.

Ich bringe das alles frei und in Frieden
sanft, in Balance und ohne Belastung
und das ist sicher für mich und alle freuen sich. Danke.

Ich gebe frei und in Frieden, was in mir diese
beunruhigenden Gedanken und Bilder verursacht.

Ich bringe das alles frei und in Frieden
sanft, in Balance und ohne Belastung
und das ist sicher für mich und alle freuen sich. Danke.

Ich schlafe nun ganz in Frieden
und gebe alles frei, was mich daran hindert.

Ich sammle in tiefem Schlaf neue Kräfte
und gebe alles frei, was mich daran hindert.

Ich bringe meine Sorgen für heute Nacht
zum Dahinter der Zeit, von dem mir Hilfe kommt,
und ich gebe alles frei und in Frieden,
was mich daran hindert,
zu glauben und zu wissen,
dass dem so ist.

Ich bringe das alles frei und in Frieden
sanft, in Balance und ohne Belastung
und das ist sicher für mich und alle freuen sich. Danke.

HÄHNE MAL
ZUDREHN KANN
GANZ HILFREICH
SEIN.

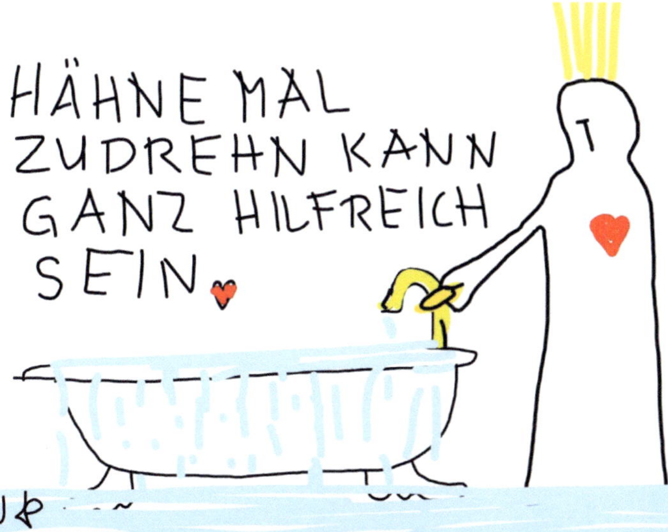

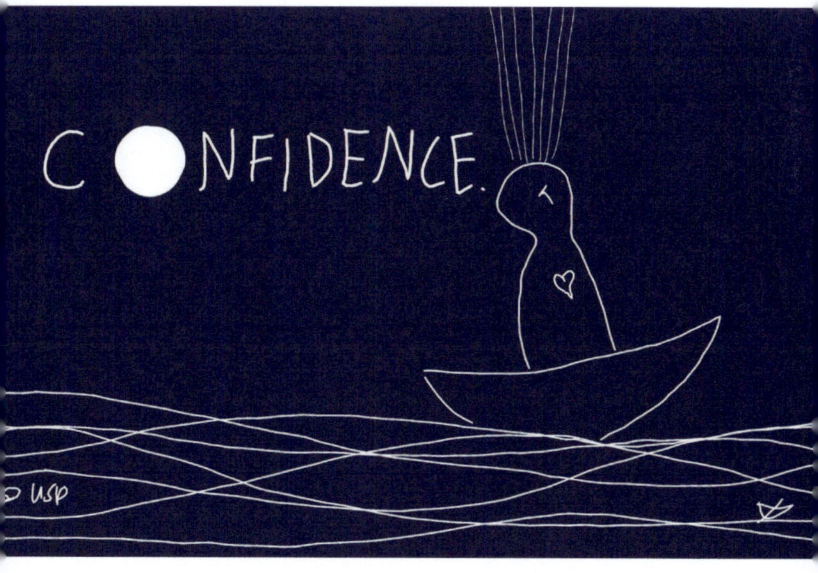

CONFIDENCE.

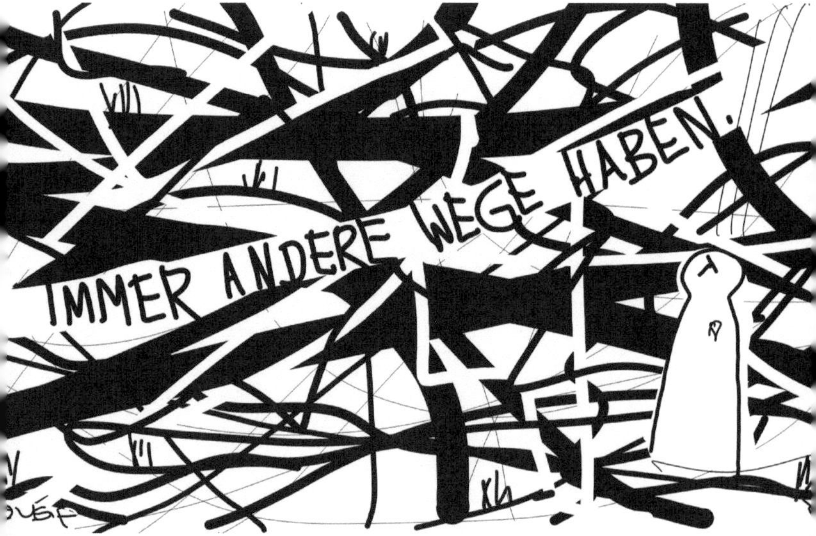

IMMER ANDERE WEGE HABEN.

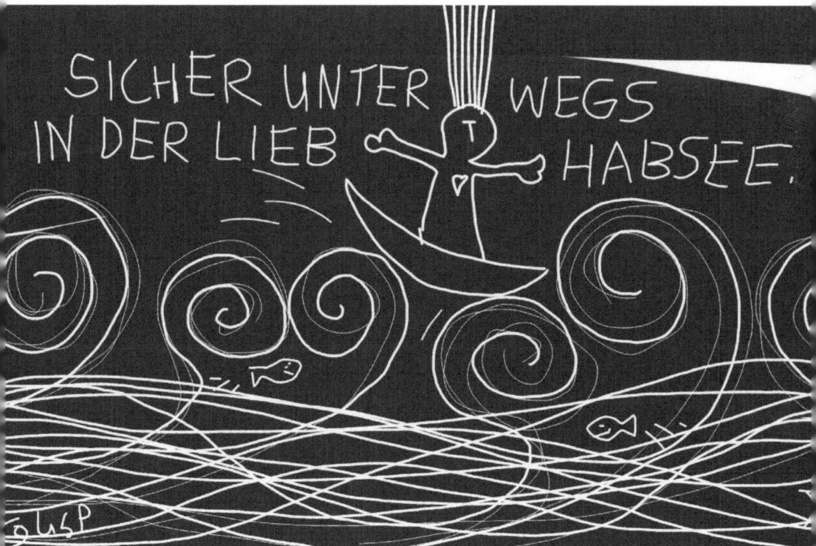

SICHER UNTER WEGS
IN DER LIEB HABSEE.

Bei Ängsten

*All meine Ängste übergebe ich nun in den Frieden
des Dahinters der Zeit.*

*Ich bringe das alles frei und in Frieden
sanft, in Balance und ohne Belastung
und das ist sicher für mich und alle freuen sich. Danke.*

*Ich habe Angst, dass ...
und dass ...
und dass ...*

*Ich gebe all diese Ängste frei und in Frieden
sanft, in Balance und ohne Belastung
und das ist sicher für mich und alle freuen sich. Danke.*

*Ich vertraue darauf, dass Hilfe erscheinen wird.
Dass ich auf neue Ideen komme.
Dass sich Dinge trotz allem zum Guten wandeln.
Ich gebe frei und in Frieden, was mich daran hindert,
auf all das zu vertrauen.
Ich bringe all das, was mich hindert, frei und in Frieden
sanft, in Balance und ohne Belastung
und das ist sicher für mich und alle freuen sich. Danke.*

*Ich gebe alles frei und in Frieden, was mich daran hindert,
mich in guten Gedanken zu bergen.*

*Ich bringe das alles frei und in Frieden
sanft, in Balance und ohne Belastung
und das ist sicher für mich und alle freuen sich. Danke.*

*Ich gebe frei und in Frieden, was mich daran hindert,
mich von dürftigen Mächten abwenden zu können
und was mich daran hindert, dürftige
von hilfreichen Mächten unterscheiden zu können.*

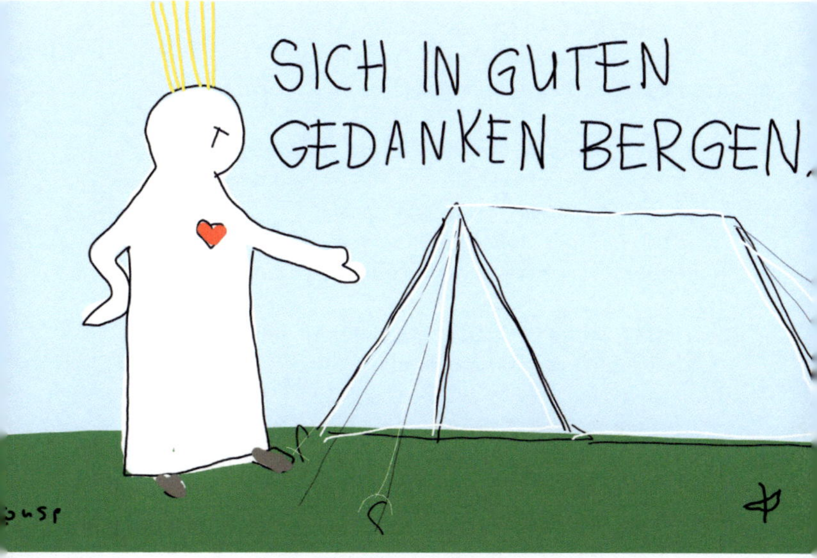

SICH IN GUTEN GEDANKEN BERGEN.

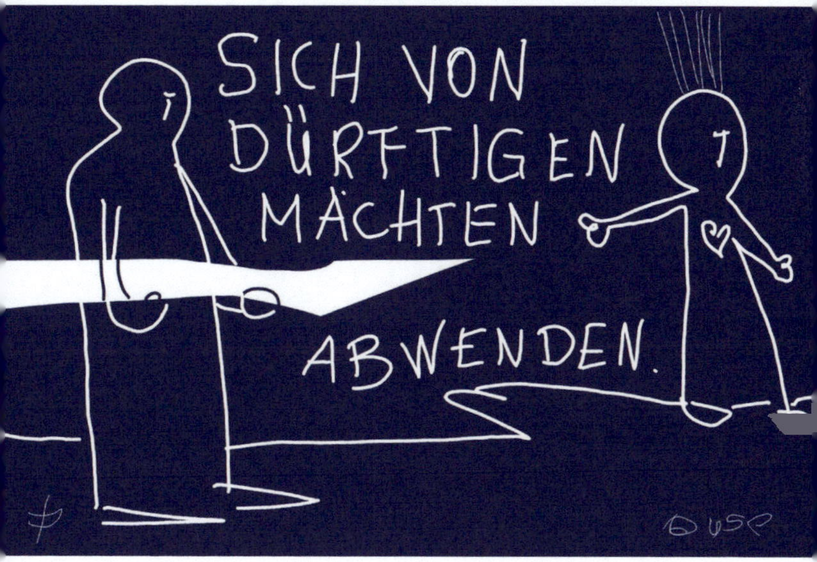

SICH VON DÜRFTIGEN MÄCHTEN ABWENDEN.

Ich bringe das alles frei und in Frieden
sanft, in Balance und ohne Belastung
und das ist sicher für mich und alle freuen sich. Danke.

Ich gebe frei und in Frieden, was mir Hoffnung raubt.

Ich bringe das alles frei und in Frieden
sanft, in Balance und ohne Belastung
und das ist sicher für mich und alle freuen sich. Danke.

Ich gebe frei und in Frieden, was mich unruhig sein lässt
und was mich am Schlafen hindert.

Ich bringe das alles frei und in Frieden
sanft, in Balance und ohne Belastung
und das ist sicher für mich und alle freuen sich. Danke.

Ich rufe zu mir zurück, was ureigentlich zu mir gehört
und was mich dabei unterstützt,
meine Ängste zu reduzieren.
All dies kehrt zu mir zurück
sanft, in Balance und ohne Belastung
und das ist sicher für mich und alle freuen sich. Danke.

Ich rufe zu mir zurück, was ureigentlich zu mir gehört
und was mich dabei unterstützt,
trotz Ängsten tief und erholsam schlafen zu können.
All dies kehrt zu mir zurück
sanft, in Balance und ohne Belastung
und das ist sicher für mich und alle freuen sich. Danke.

Ich habe Angst davor, dass ...
Ich bringe die Ursachen dieser Angst frei und in Frieden.

Ich bringe das alles frei und in Frieden
sanft, in Balance und ohne Belastung
und das ist sicher für mich und alle freuen sich. Danke.

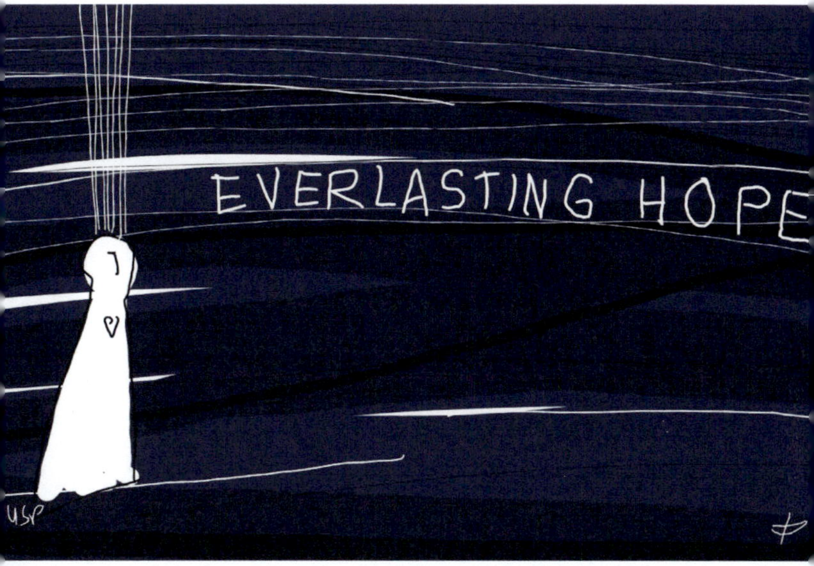

EVERLASTING HOPE
USP

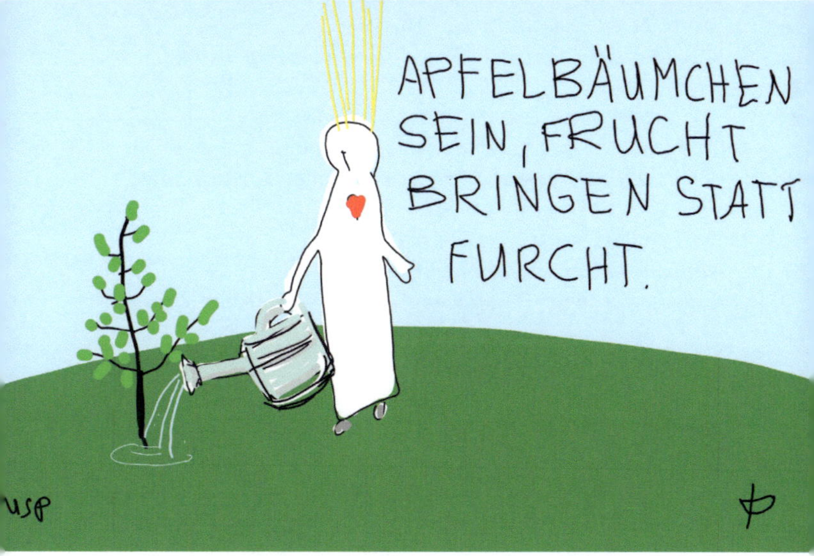

APFELBÄUMCHEN SEIN, FRUCHT BRINGEN STATT FURCHT.
USP

Ich lasse den Frieden des Dahinters der Zeit
in meinen Kopf strömen und von dort in mein Herz.
Ich gebe frei und in Frieden, was mich daran hindert.

Ich bringe das alles frei und in Frieden
sanft, in Balance und ohne Belastung
und das ist sicher für mich und alle freuen sich. Danke.

Ich bringe frei und in Frieden, was mich daran hindert,
neue Wege zu finden,
Auswege,
Hilfe,
Menschen, die mich unterstützen
...
Ich bringe all das frei und in Frieden,
damit ich nun sanft und sicher und erholsam
und tief und friedlich schlafen kann.

Ich bringe das alles frei und in Frieden
sanft, in Balance und ohne Belastung
und das ist sicher für mich und alle freuen sich. Danke.

Ich bitte darum, dass ich nun sanft und sicher
und friedlich und tief und erholsam schlafen kann.
Ich gebe alles frei und in Frieden, was mich daran hindert.

Ich bringe das alles frei und in Frieden
sanft, in Balance und ohne Belastung
und das ist sicher für mich und alle freuen sich. Danke.

Ich gebe meine Angst um ... ab.
Ich vertraue darauf, dass ... seinen/ihren Weg finden wird
und dass alles gut wird und sich heilsam fügt.

Ich bringe das alles frei und in Frieden
sanft, in Balance und ohne Belastung
und das ist sicher für mich und alle freuen sich. Danke.

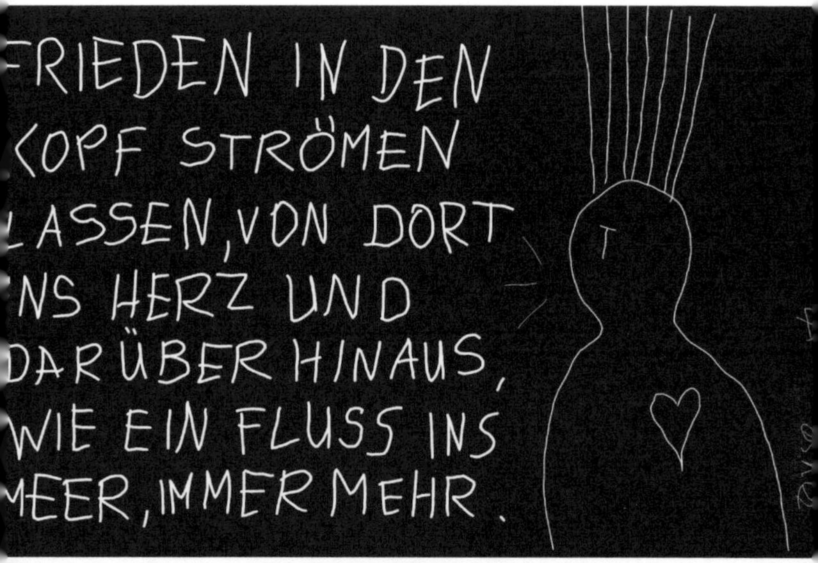

FRIEDEN IN DEN KOPF STRÖMEN LASSEN, VON DORT INS HERZ UND DARÜBER HINAUS, WIE EIN FLUSS INS MEER, IMMER MEHR.

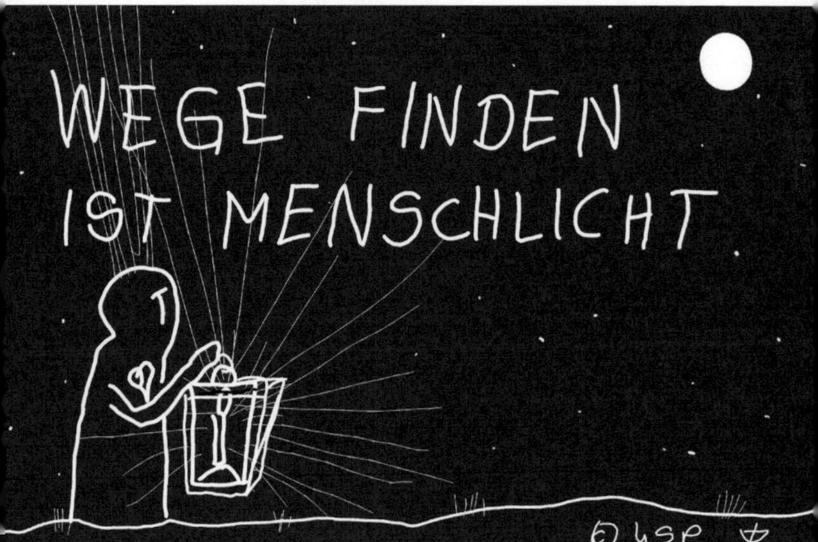

WEGE FINDEN IST MENSCHLICHT.

© USP

Ich habe Angst vor diesem Termin.
Ich gebe diese Angst frei und in Frieden,
damit ich nun schlafen und neue Kräfte sammeln kann.

Ich bringe das alles frei und in Frieden
sanft, in Balance und ohne Belastung
und das ist sicher für mich und alle freuen sich. Danke.

Ich habe Angst
vor dem, was wird
vor dieser Operation
vor diesem Menschen
vor dieser Entwicklung
vor ...
Ich gebe diese Angst frei und in Frieden,
damit ich nun tief und erholsam schlafen und
neue Kräfte sammeln kann.

Ich bringe die Ursachen für all diese Ängste
frei und in Frieden. Ich bringe das alles frei und in Frieden
sanft, in Balance und ohne Belastung
und das ist sicher für mich und alle freuen sich. Danke.

Ich gebe frei und in Frieden,
was mich am Schlafen hindert,
was immer das in mir auch sei.

Ich bringe das alles frei und in Frieden
sanft, in Balance und ohne Belastung
und das ist sicher für mich und alle freuen sich. Danke.

All meine Ängste und Befürchtungen entlasse ich
in die bergende Ewigkeit des Dahinters der Zeit.

Ich bringe das alles frei und in Frieden
sanft, in Balance und ohne Belastung
und das ist sicher für mich und alle freuen sich. Danke.

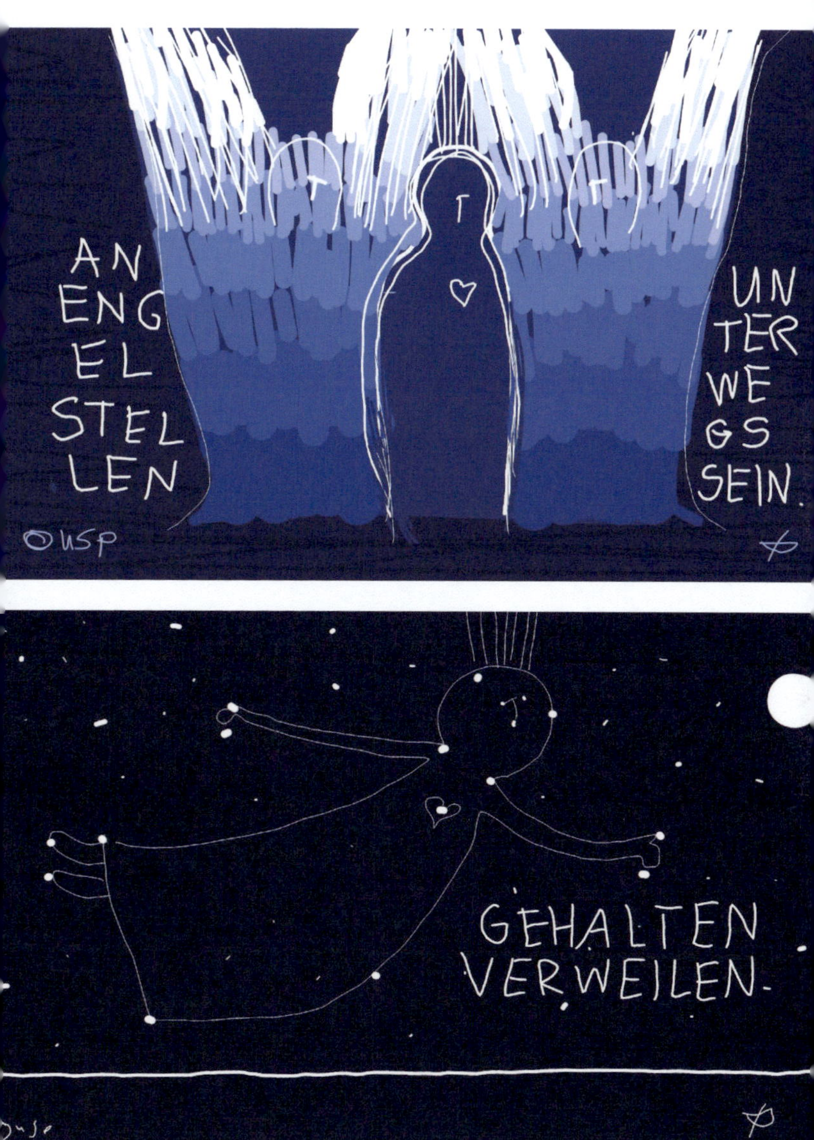
AN
ENG
EL
STEL
LEN
UN
TER
WE
GS
SEIN.
©usp
GEHALTEN
VERWEILEN.

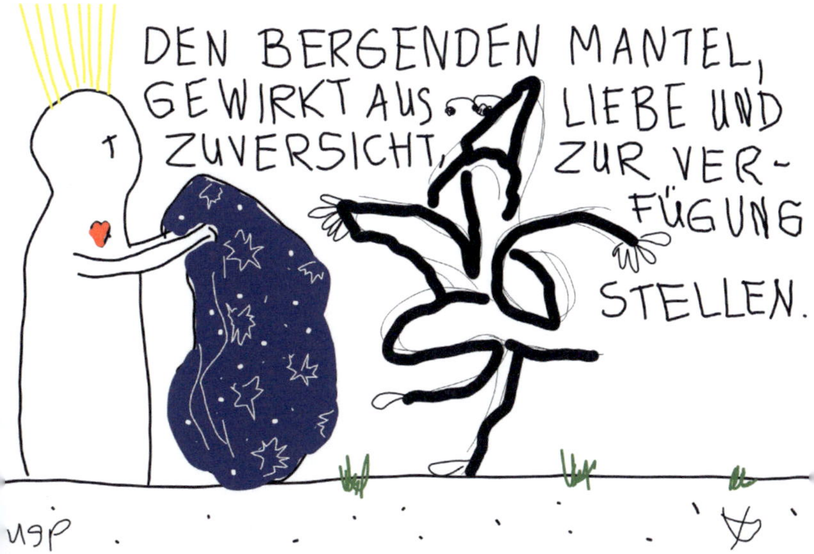

DEN BERGENDEN MANTEL, GEWIRKT AUS LIEBE UND ZUVERSICHT, ZUR VERFÜGUNG STELLEN.

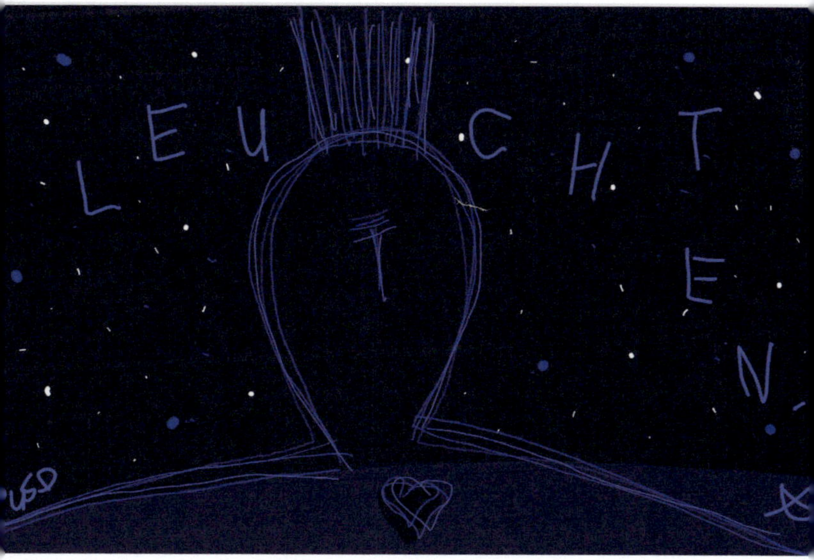

LEUCHTEN.

In Kummer

Ich gebe frei und in Frieden,
was mir diesen Kummer verursacht
und mich am Schlafen hindert.

Denn ich brauche meinen Schlaf,
um am Tag mit dem Kummer umgehen zu können,
um überhaupt meinen Tag bewältigen zu können.

Darum gebe ich nun alles frei und in Frieden,
was mich daran hindert,
tief und erholsam schlafen zu können.

Ich bringe das alles frei und in Frieden
sanft, in Balance und ohne Belastung
und das ist sicher für mich und alle freuen sich. Danke.

Der Kummer um ... ist so unendlich groß.
Dir, Dahinter der Zeit, vertraue ich diesen Kummer
nun für diese Nacht an.
Du verwandelst diesen Kummer,
damit er leichter für mich zu tragen ist,
leichter von Tag zu Tag.
Du, Dahinter der Zeit,
nimmst dich meines unendlich großen Kummers an.
Du weißt, warum es mich so schmerzt.
Meine enttäuschte Liebe,
mein goßer Verlust,
meine zerborstenen Träume,
mein einsames Dasein,
meine verlorene Heimat,
mein verlorenes Selbst,
mein verlorenes Kind,
mein verlorener Partner,
meine verlorene Partnerin,
meine verlorene Freundschaft,

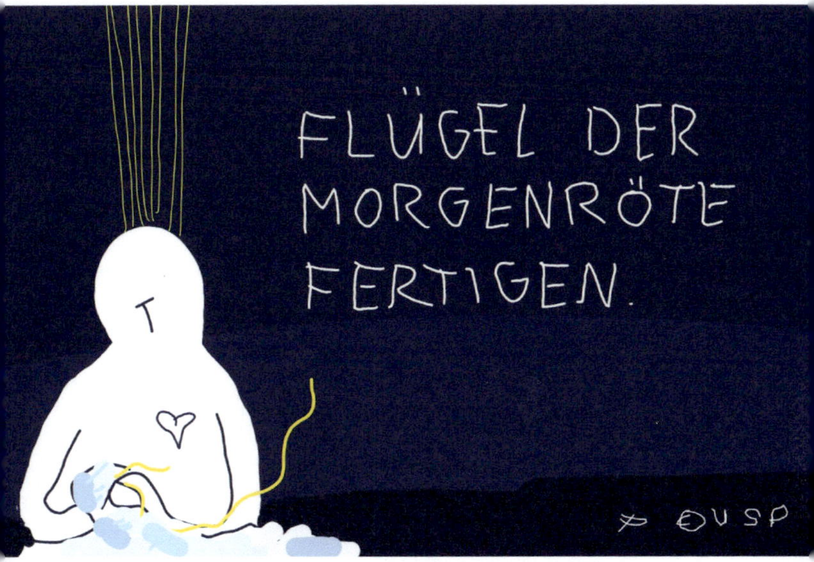

FLÜGEL DER MORGENRÖTE FERTIGEN.

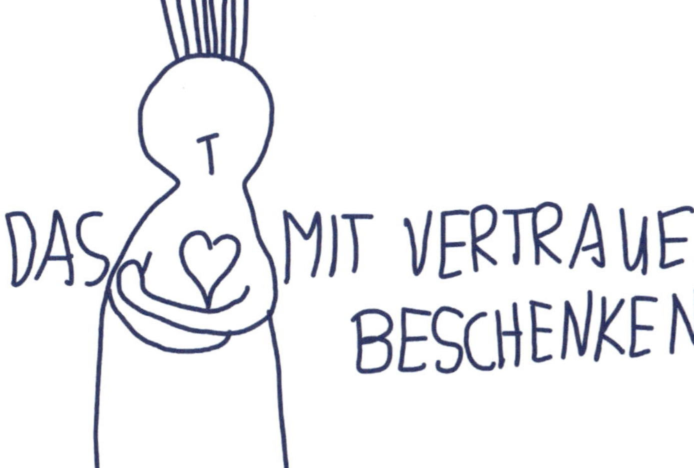

meine verlorene Arbeit,
meine traurige Geschichte,
mein Verhältnis zu ...
meine unerfüllte Sehnsucht,
all diese verpassten Chancen,
die furchtbaren Auseinandersetzungen,
die endlosen Diskussionen,
das Festhaltenwollen und Dochverlieren,
das Loslassensollen und Behaltenwollen,
das allein sein sollen und doch mit jemandem sein wollen.
So bin ich mit dir, Dahinter der Zeit,
und gebe nun in dich hinein
frei und in Frieden,
was mich daran hindert,
trotz all dieses Kummers
heilsam zu schlafen.
Denn du nimmst all das in dich auf
und ich finde Ruhe.
Dafür bringe ich all das eben
Gesagte,
Gefühlte,
Gedachte
frei und in Frieden
sanft, in Balance und ohne Belastung
und das ist sicher für mich und alle freuen sich. Danke.

Dahinter der Zeit, du kennst mich.
Ob ich sitze oder stehe, bist du da,
du weißt, wie es in mir aussieht.
Ob ich gehe oder liege, du bist um mich,
du siehst meine Wege, meine Versuche,
dieses Leben zu leben.
Du kennst alle Worte, die ich in mir trage,
die ich denke und spreche.
Du umgibst mich und hältst deine Hand über mir
und nimmst auf in deine Ewigkeit,
was ich nun in dich hinein frei und in Frieden bringe.

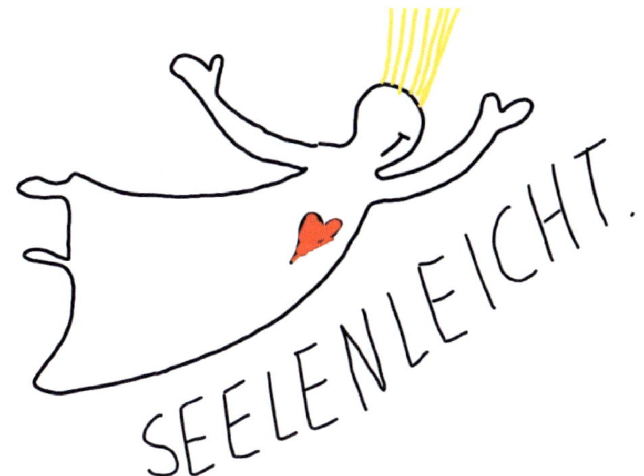

ALL
IN LOVE
IS FLOW.

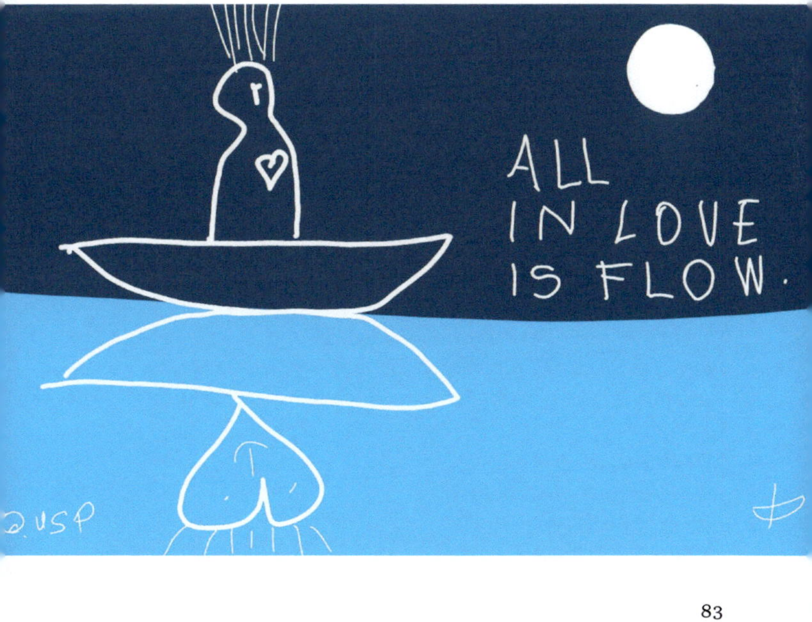

Alles bringe ich nun in dich hinein
frei und in Frieden, was mich daran hindert,
trotz all dem, was mich umtreibt,
frei und gut und tief und fest und erholsam
schlafen zu können.

Ich bringe das alles frei und in Frieden
sanft, in Balance und ohne Belastung
und das ist sicher für mich und alle freuen sich. Danke.

So gerne nähme ich Flügel der Morgenröte
und bliebe am äußersten Meer,
geborgen, freudig, sicher,
und bin doch nur hier
voller Kummer.
Darum gebe ich nun frei und in Frieden,
was mich daran hindert,
gebettet in innerem Frieden
tief und erholsam zu schlafen.
Damit ich zu Kräften komme
und wieder mehr und mehr weiß,
wie ich mit den Flügeln der Morgenröte
innerlich dorthin gelangen kann,
wo es geborgen ist, freudig und sicher,
obwohl ich hier bin.

Ich bringe frei und in Frieden,
was mich daran hindert, all das zu erlangen.

Ich bringe das alles frei und in Frieden
sanft, in Balance und ohne Belastung
und das ist sicher für mich und alle freuen sich. Danke.

Finsternis ist in mir,
so viel Trauer und Schmerz.
Ich gebe die Ursachen
für diese Finsternis,

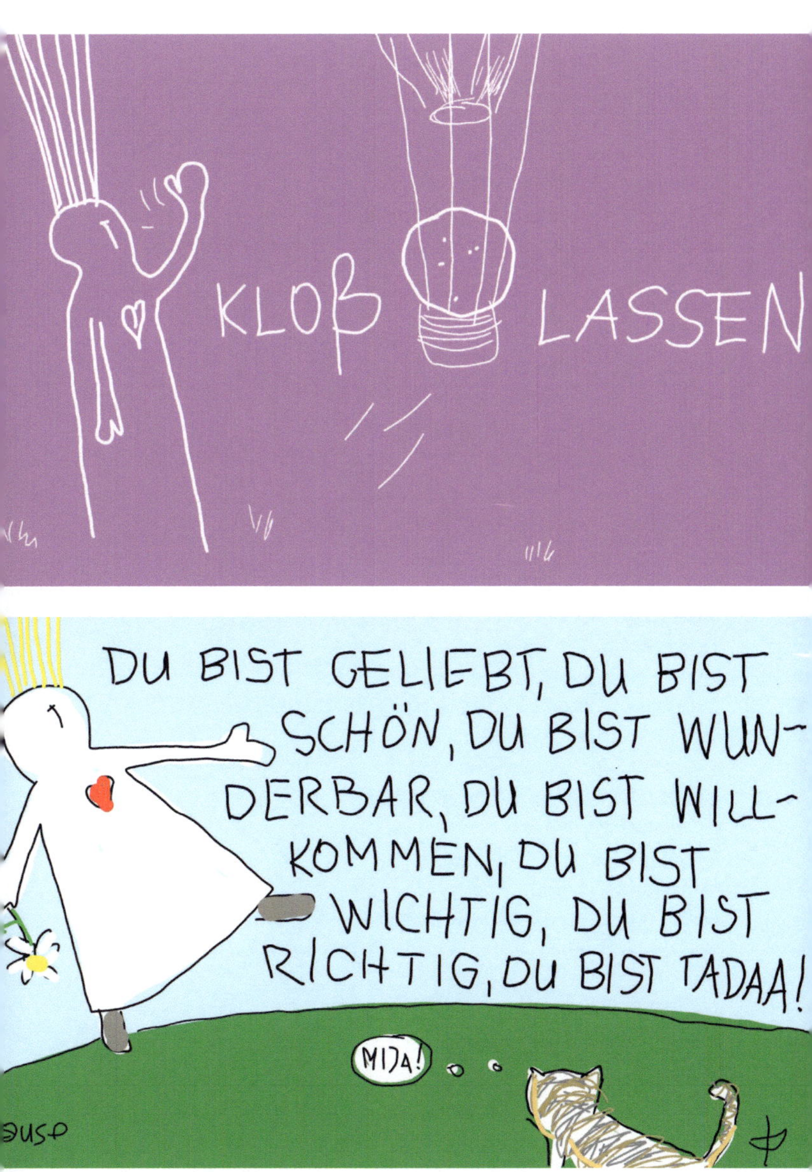
KLOẞ LASSEN
DU BIST GELIEBT, DU BIST SCHÖN, DU BIST WUN-DERBAR, DU BIST WILL-KOMMEN, DU BIST WICHTIG, DU BIST RICHTIG, DU BIST TADAA!
MIJA!

für diese Trauer,
für diesen Schmerz
jetzt frei und in Frieden.

Ich bringe das alles frei und in Frieden
sanft, in Balance und ohne Belastung
und das ist sicher für mich und alle freuen sich. Danke.

Dahinter der Zeit,
in deinen Frieden gebe ich meinen Kummer,
damit ich schlafen kann.

Ich bringe das in dich hinein
alles frei und in Frieden
sanft, in Balance und ohne Belastung
und das ist sicher für mich und alle freuen sich. Danke.

Wie der Hirsch schreit,
nach frischem Wasser,
so schreit meine Seele
zu dir.
In deine Ewigkeit hinein gebe ich frei und in Frieden,
was meine Seele schreien
und mich ohne Schlaf bleiben lässt,
damit ich nun trotz allem Kummer
ruhig schlafen kann.
Ich gebe all das in dich hinein
frei und in Frieden,
sanft, in Balance und ohne Belastung
und das ist sicher für mich und alle freuen sich. Danke.

Ich bin sicher im Hier und Jetzt
und schlafe nun ganz in Frieden.
Alles, was mich daran hindert,
gebe ich frei und in Frieden.
sanft, in Balance und ohne Belastung
und das ist sicher für mich und alle freuen sich. Danke.

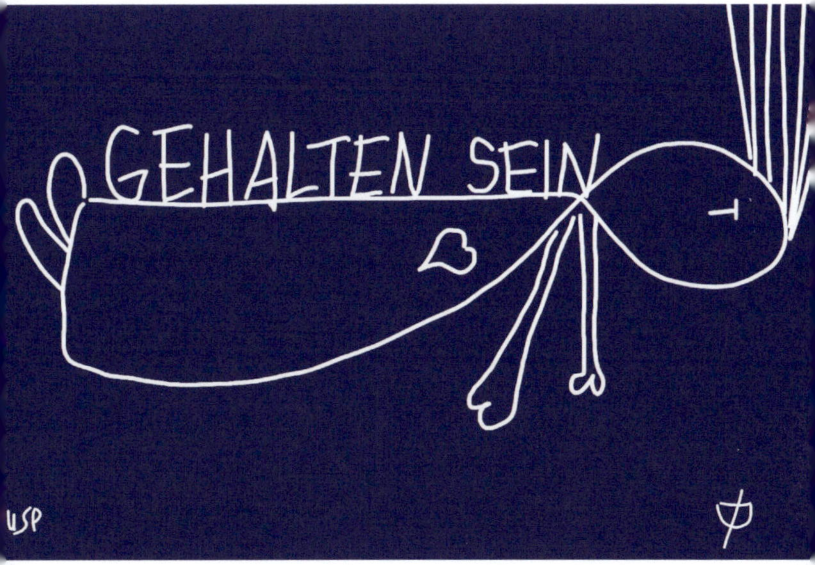
GEHALTEN SEIN
USP

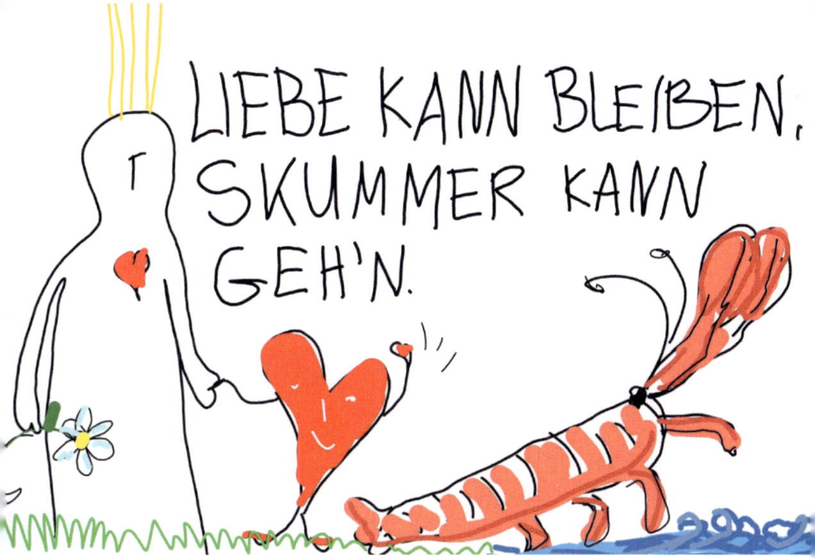

LIEBE KANN BLEIBEN.
SKUMMER KANN
GEH'N.

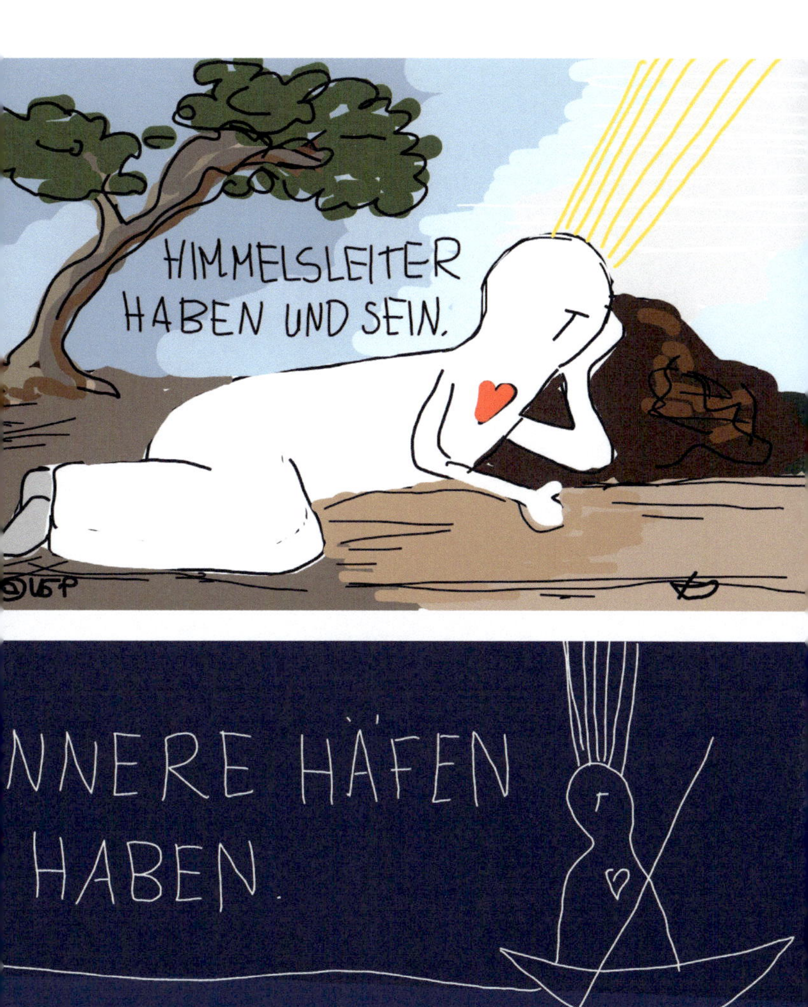
HIMMELSLEITER
HABEN UND SEIN.
NNERE HÄFEN
HABEN.

Nach Verlust

Ich gebe alles frei und in Frieden,
was mich diese inneren Abgründe spüren lässt,
die mich am Schlafen hindern.

Ich bringe das alles frei und in Frieden
sanft, in Balance und ohne Belastung
und das ist sicher für mich und alle freuen sich. Danke.

Ich fühle mich so
allein,
verlassen,
einsam.
in die Tiefe gezogen.
Ich gebe frei und in Frieden,
was mir diese Gefühle verursacht.

Ich bringe das alles frei und in Frieden
sanft, in Balance und ohne Belastung
und das ist sicher für mich und alle freuen sich. Danke.

Habe den Boden unter meinen Füßen verloren.
Ich gebe frei und in Frieden, was mich daran hindert,
wieder Boden unter meinen Füßen zu spüren,
mich überhaupt hier in meinem Bett zu spüren,
mein Dasein zu spüren,
Gewissheit meiner Existenz zu haben.

Ich bringe das alles frei und in Frieden
sanft, in Balance und ohne Belastung
und das ist sicher für mich und alle freuen sich. Danke.

Ich habe ... verloren.
Das schmerzt so unendlich
und hindert mich daran zu schlafen.
Aber ich weiß, dass ich meinen Schlaf brauche.

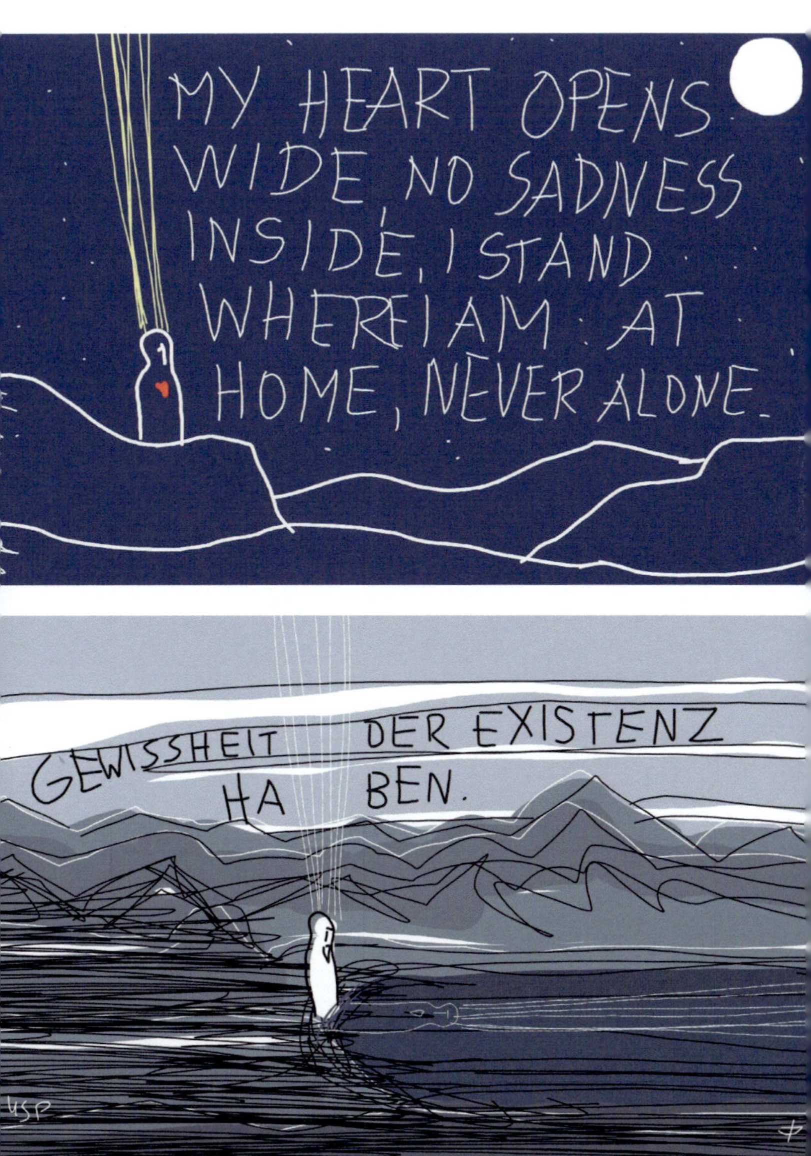
MY HEART OPENS WIDE NO SADNESS INSIDE, I STAND WHERE I AM: AT HOME, NEVER ALONE.
GEWISSHEIT DER EXISTENZ HABEN.

Ich weiß das,
mein Bewusstsein weiß das,
mein Unbewusstsein weiß das,
mein vegetatives Nervensystem weiß das,
alle Systeme in mir wissen das
ureigentlich.
Darum gebe ich nun alles frei und in Frieden,
was in mir ist und mich davon abhält,
einzuschlafen.
Ich gebe auch alles frei und in Frieden,
was in mir ist und mich davon abhält,
tief und erholsam durchzuschlafen
und mit neuer Kraft wieder aufzuwachen.

Ich bringe das alles frei und in Frieden
sanft, in Balance und ohne Belastung
und das ist sicher für mich und alle freuen sich. Danke.

In mir ist eine solche Unruhe.
Diese bringe ich nun in Ruhe.
Diese bringe ich in Ruhe,
indem ich frei und in Frieden bringe,
was mich daran hindert, zur Ruhe zu kommen.

Ich bringe das alles frei und in Frieden
sanft, in Balance und ohne Belastung
und das ist sicher für mich und alle freuen sich. Danke.

Ich habe ... verloren.
Ich berichte nun noch mal genau
und in die Dunkelheit hinein,
wie das geschehen ist,
der Reihe nach.
Dabei bringe ich alles frei und in Frieden,
was mich bei der jeweiligen Erinnerung zutiefst schmerzt
und mich am Schlafen hindert.
Ich bringe das frei und in Frieden,

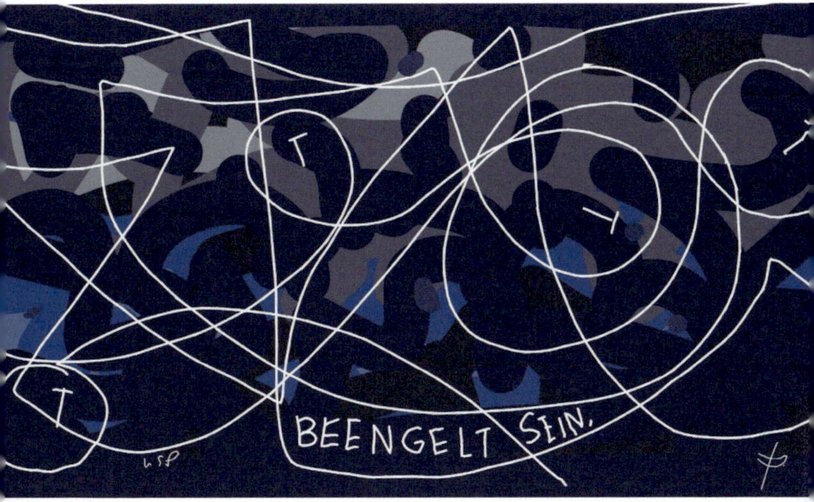

BEENGELT SEIN.

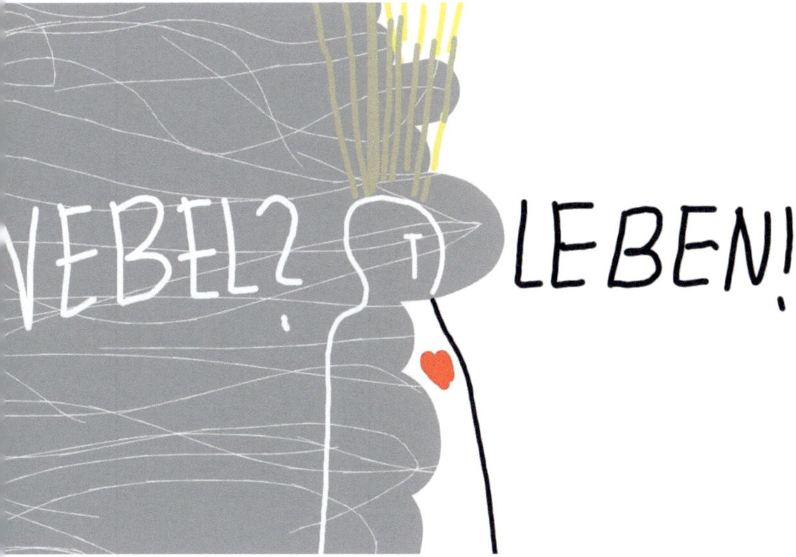

LEBEN!

weil ich meinen Schlaf brauche,
um dann, wenn es wieder hell wird,
gut oder auch besser mit der Situation umgehen zu können,
in der ich mich nun befinde.
Darum berichte ich nun noch mal genau
und in die Dunkelheit hinein,
wie das geschehen ist,
was mich zutiefst schmerzt:
…
und dann …
…
und dann …
…
und jetzt …
Und all das, was geschehen ist,
bringe ich nun frei und in Frieden,
damit ich wieder
einen lebensförderlichen Blick
auf mich und mein Dasein bekomme,
geborgen in
und gestärkt von
der bedingungslosen Liebe
des Dahinters der Zeit,
damit ich schlafen kann,
tief, erholsam, mich von Grund auf stärkend.
Ich bringe all das frei und in Frieden
sanft, in Balance und ohne Belastung
und das ist sicher für mich und alle freuen sich. Danke.

Ich muss nun leben ohne …
Die Leere, die … hinterlässt, ist so unfassbar groß.
Ich fülle diese Leere
mit Liebe,
was mir kaum möglich erscheint,
denn dann wäre diese Leere vielleicht gefüllt,
und sie war mir doch so vertraut.
Darum gebe ich mit aller Vorsicht

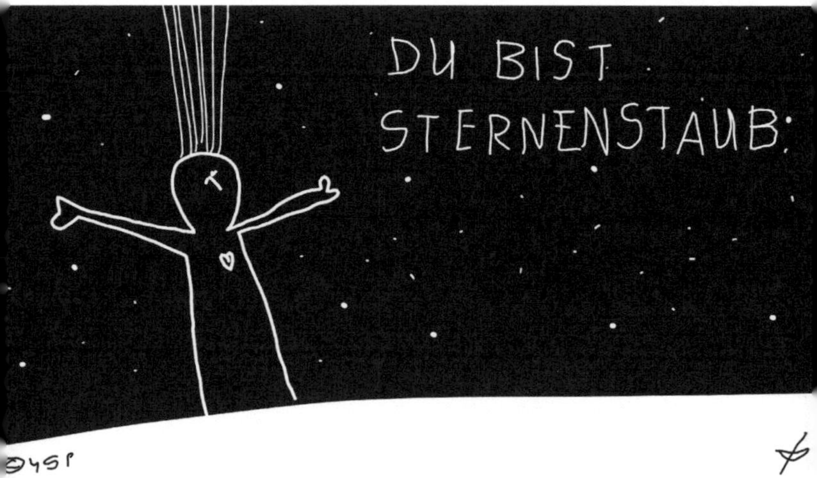

DU BIST STERNENSTAUB

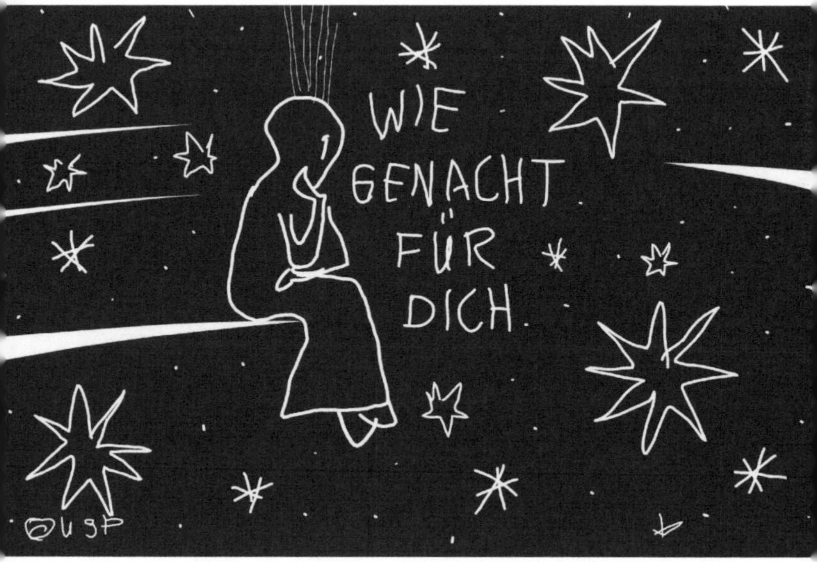

©USP

WIE GEMACHT FÜR DICH.

©USP

frei und in Frieden,
was mich daran hindert,
diese unfassbare Leere
nach und nach
behutsam wieder aufzufüllen
mit der Liebe, die … und mich miteinander verbindet.
Ich bringe das alles frei und in Frieden
sanft, in Balance und ohne Belastung
und das ist sicher für mich und alle freuen sich. Danke.

Ich vertraue auch darauf,
dass sich diese Leere nach und nach
auch wieder wie von selbst auffüllen wird,
so, wie es gut und heilsam für meine Seele ist,
und ich gebe alles frei und in Frieden,
was mich daran hindert, darauf zu vertrauen
und nun sanft und sicher einzuschlafen
und erholsam durchzuschlafen.
Ich bringe all das frei und in Frieden
sanft, in Balance und ohne Belastung
und das ist sicher für mich und alle freuen sich. Danke.

Ich bin geborgen
in der bedingungslosen Liebe
des Dahinters der Zeit
und ich gebe alles frei und in Frieden,
was mich daran hindert, das zu glauben und zu wissen.

Ich bringe das alles frei und in Frieden
sanft, in Balance und ohne Belastung
und das ist sicher für mich und alle freuen sich. Danke.

Ich bin da. Was ich verloren habe, ist woanders.
Und doch sind wir verbunden
Darauf vertraue ich.
Das schenkt mir nun den Frieden
für meinen Schlaf.

EWIG AUFGEHOBEN SEIN.
T
©usp

T
AUF
UNENDLICHES
BEZOGEN
SEIN.
©usp

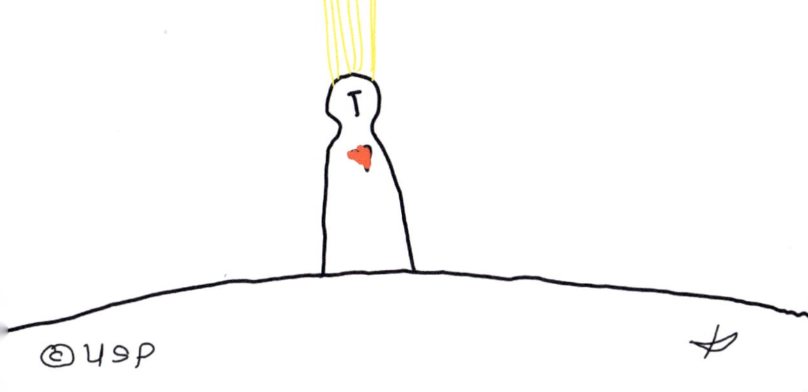

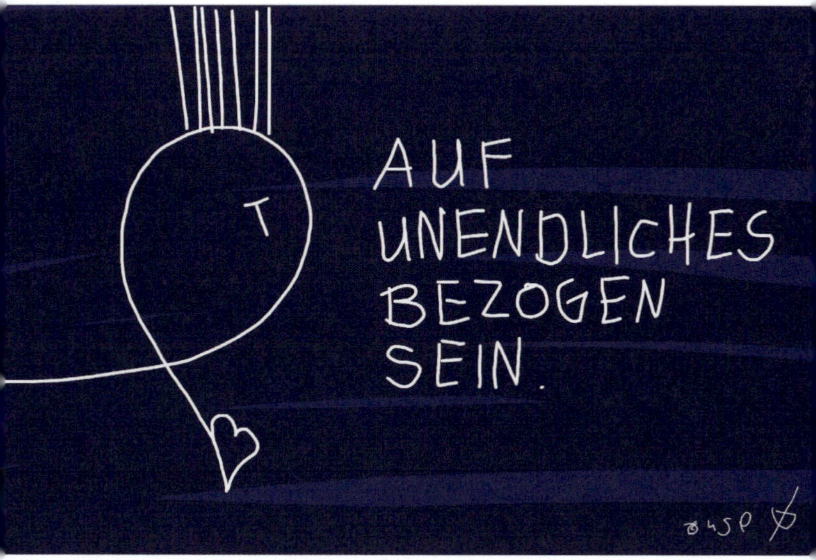

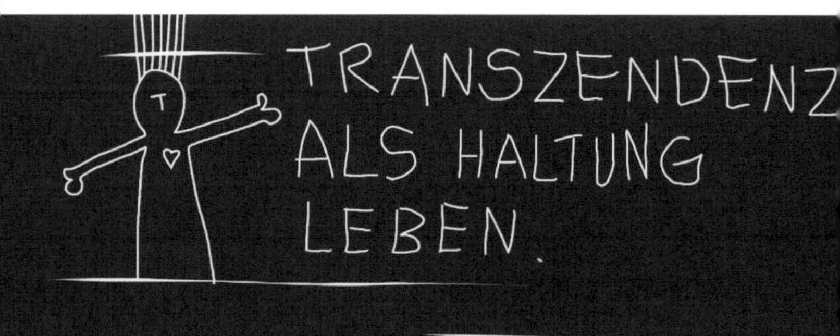
TRANSZENDENZ ALS HALTUNG LEBEN.
©USP

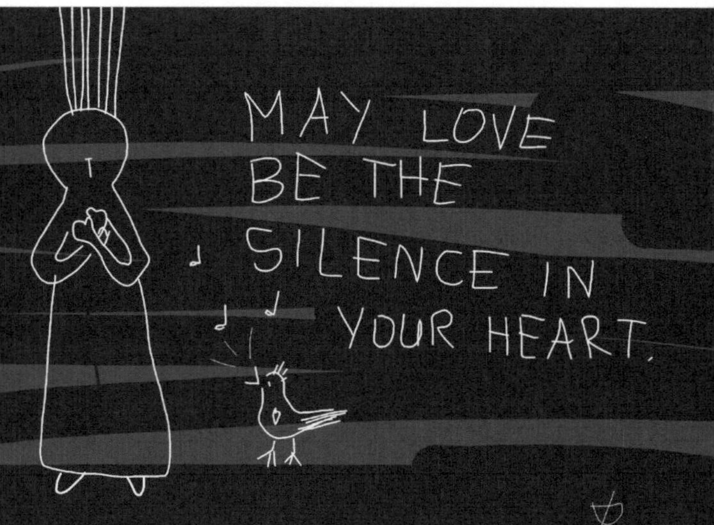
MAY LOVE BE THE SILENCE IN YOUR HEART.

In Krankheit

*Ich gebe alles frei und in Frieden, was mich daran hindert,
in einen heilsamen Schlaf zu finden.*

*Ich bringe das alles frei und in Frieden
sanft, in Balance und ohne Belastung
und das ist sicher für mich und alle freuen sich. Danke.*

*Ich gebe frei und in Frieden,
was mir dieses Symptom … verursacht
und was mich daran hindert,
in einen genesungsförderlichen Schlaf zu finden.*

*Ich bringe das alles frei und in Frieden
sanft, in Balance und ohne Belastung
und das ist sicher für mich und alle freuen sich. Danke.*

*Ich hüte all meine vorhandenen Kräfte
und rufe zurück alle weiteren Kräfte,
die ureigentlich zu mir gehören
und die mir durch mein Leben und Erleben
nach und nach abhanden kamen.
Ich gebe frei und in Frieden,
was mich daran hindert, diese Kräfte zurückzurufen.*

*Ich bringe das alles frei und in Frieden
sanft, in Balance und ohne Belastung
und das ist sicher für mich und alle freuen sich. Danke.*

*Ich bin krank.
Ich habe …
Schlafen zu können, täte mir gut.
Etwas in mir hindert mich jedoch daran zu schlafen.
Darum gebe ich nun frei und in Frieden,
was mich daran hindert,
gesundheitsförderlich zu schlafen.*

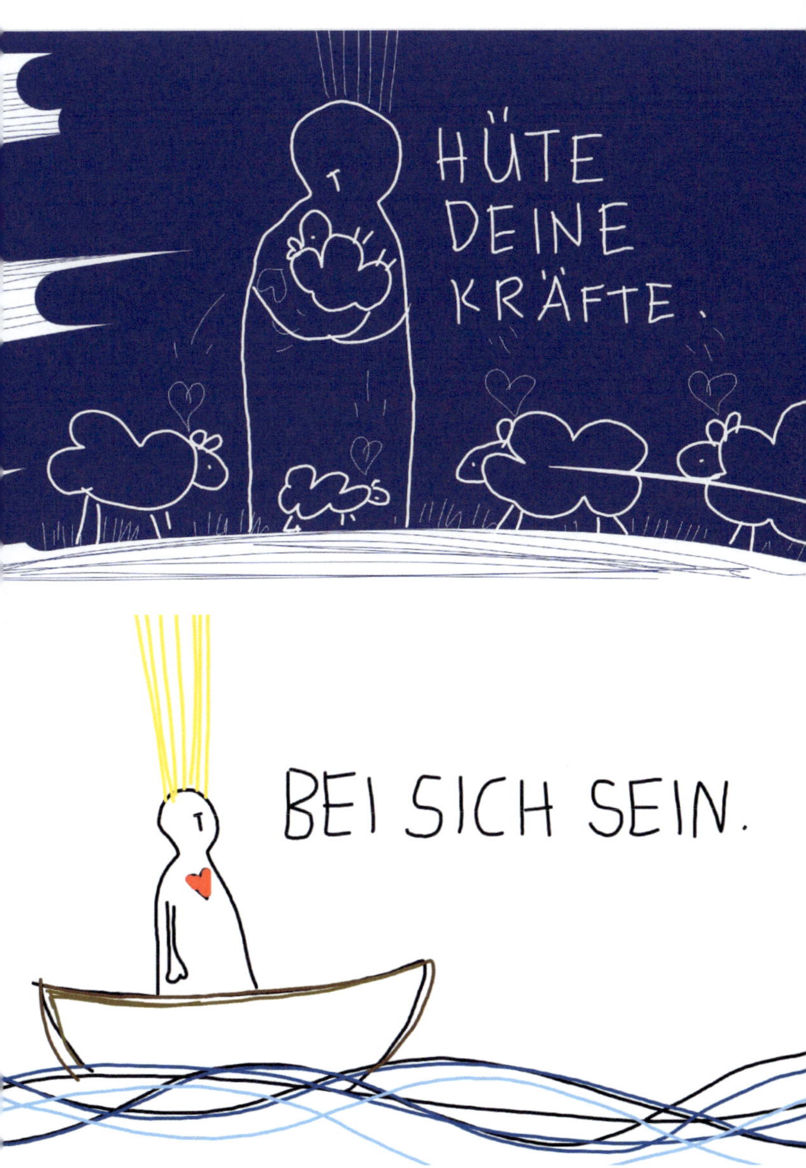
HÜTE
DEINE
KRÄFTE.
BEI SICH SEIN.

Ich bringe das alles frei und in Frieden
sanft, in Balance und ohne Belastung
und das ist sicher für mich und alle freuen sich. Danke.

Ich liege hier,
schlaflos,
weil sich Gedanken in mir drehen,
Sorgen,
Gefühle,
Sehnsüchte,
Fragen, auf die ich ohne Antwort bleibe.
Ich gebe all das frei und in Frieden,
damit ich nun gut und heilsam schlafen kann.

Ich bringe das alles frei und in Frieden
sanft, in Balance und ohne Belastung
und das ist sicher für mich und alle freuen sich. Danke.

Ich liege hier,
schlaflos,
weil ich mich fürchte vor
...
und ...
und ...
und ...
Ich gebe all diese Furcht nun frei und in Frieden,
damit ich nun gut und heilsam schlafen kann.

Ich bringe das alles frei und in Frieden
sanft, in Balance und ohne Belastung
und das ist sicher für mich und alle freuen sich. Danke.

Ich liege hier,
schlaflos,
weil ich Angst habe, dass ...
und niemand ist da, dem ich das so anvertrauen kann,
dass sich diese Angst legt,

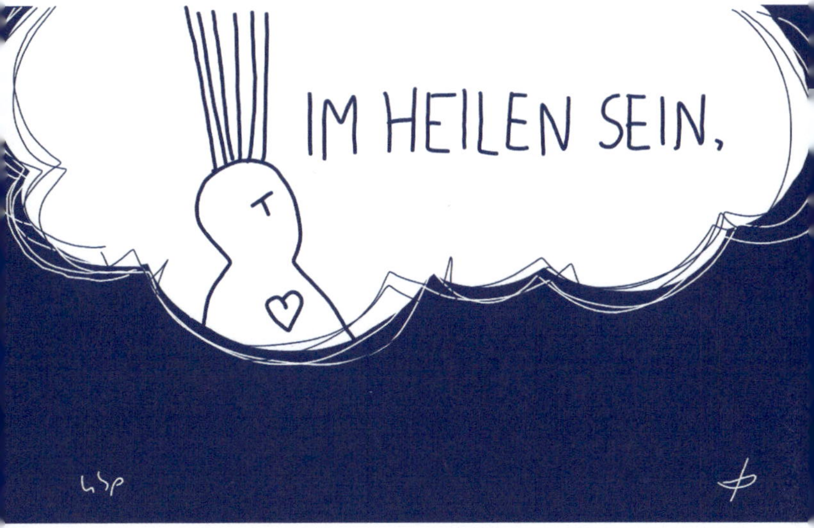

IM HEILEN SEIN.

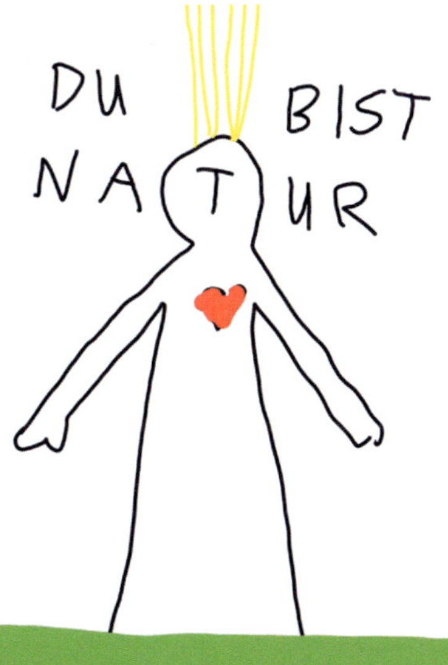

dass anderes denkbar wird,
dass anderes fühlbar wird,
dass ein Frieden in mir wird.

Doch, ich bin da,
höre ich.

Darum vertraue ich nun hinein in den Frieden
des Dahinters der Zeit und benenne meine Angst.

Ich habe Angst, dass ...
und ich wünsche mir, dass sich diese Angst legt,
dass anderes denkbar wird,
dass ein Frieden in mir wird
und dass ich schlafen kann.

Dann gib hinein in mich,
höre ich,
frei und in Frieden
deine Angst.

Ich bringe das alles hinein in dich
frei und in Frieden
sanft, in Balance und ohne Belastung
und das ist sicher für mich
und alle freuen sich. Danke.

Ich gebe alles frei und in Frieden,
was mir diese Schmerzen verursacht
im Bein,
im Arm,
im ...
in ...
und was mich daran hindert zu schlafen.
Ich bringe das alles frei und in Frieden
sanft, in Balance und ohne Belastung
und das ist sicher für mich und alle freuen sich. Danke.

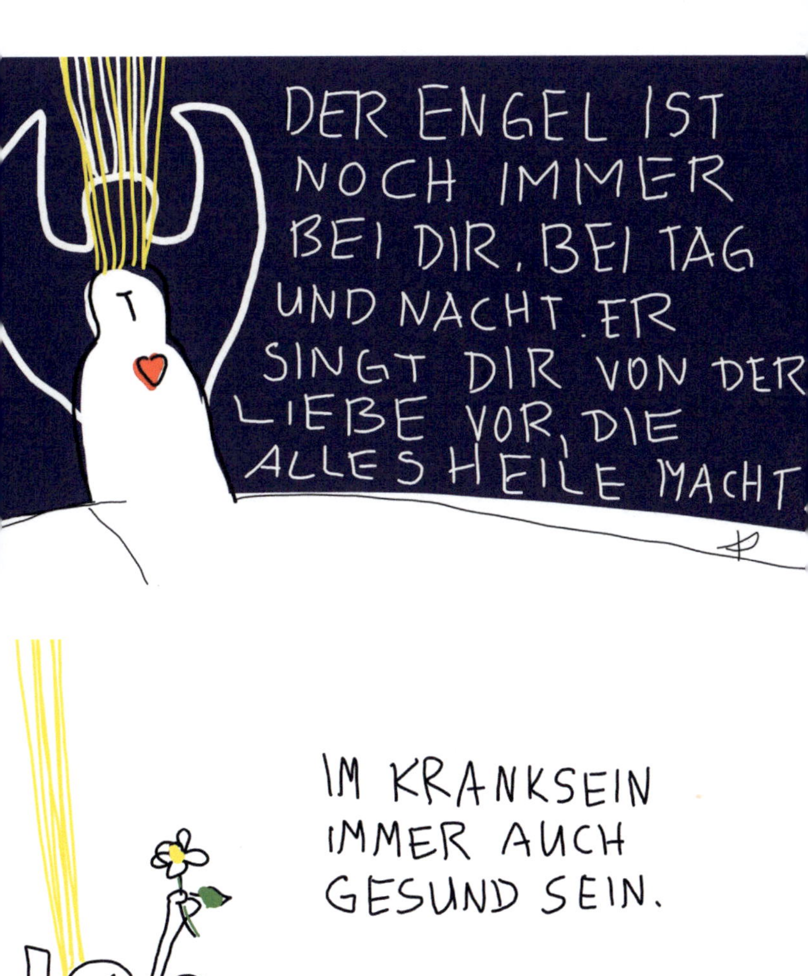
DER ENGEL IST NOCH IMMER BEI DIR, BEI TAG UND NACHT. ER SINGT DIR VON DER LIEBE VOR, DIE ALLES HEILE MACHT
IM KRANKSEIN IMMER AUCH GESUND SEIN.

Ich bringe frei und in Frieden,
was mich daran hindert zu fühlen und zu wissen,
dass ich im Kranksein immer auch gesund bin.

Ich bringe das alles frei und in Frieden
sanft, in Balance und ohne Belastung
und das ist sicher für mich und alle freuen sich. Danke.

Ich bringe frei und in Frieden,
was mich daran hindert,
mich heilen zu lassen.

Ich bringe das alles frei und in Frieden
sanft, in Balance und ohne Belastung
und das ist sicher für mich und alle freuen sich. Danke.

Ich bringe frei und in Frieden,
was mich daran hindert,
im Heilen zu sein.

Ich bringe das alles frei und in Frieden
sanft, in Balance und ohne Belastung
und das ist sicher für mich und alle freuen sich. Danke.

Ich bringe frei und in Frieden,
was mich daran hindert,
trotz meiner Erkrankung zu schlafen.

Ich bringe das alles frei und in Frieden
sanft, in Balance und ohne Belastung
und das ist sicher für mich und alle freuen sich. Danke.

So dieser Schlaf, in den ich mich nun hineinbegebe,
mein letzter auf dieser Erde ist,
danke ich für alles
und gehe hinein
in deinen Frieden.

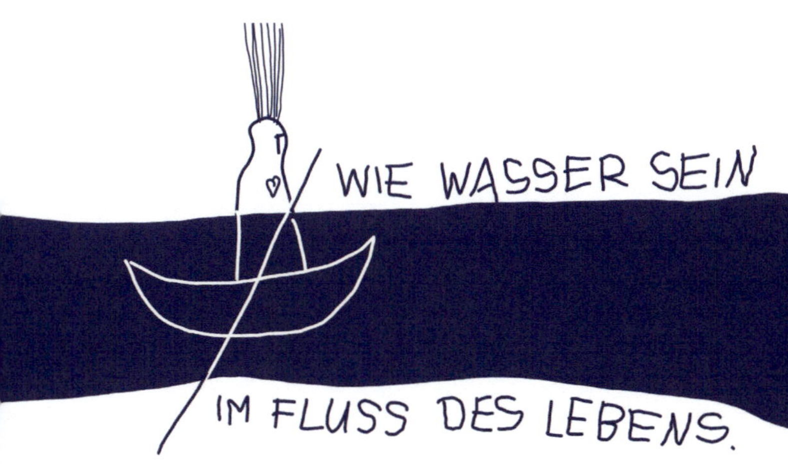
WIE WASSER SEIN
IM FLUSS DES LEBENS.

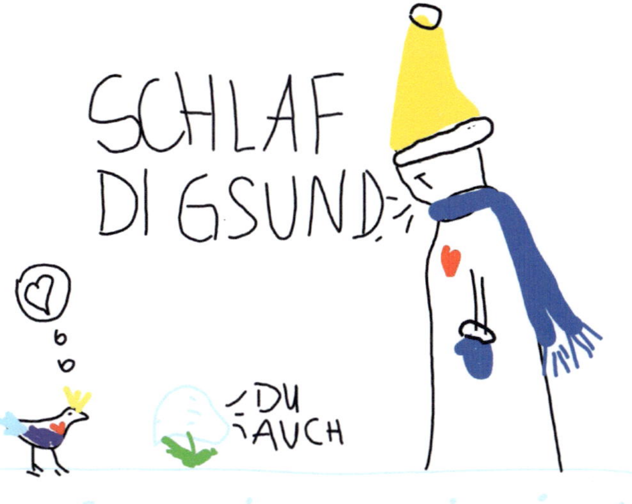
SCHLAF
DI GSUND
DU
AUCH

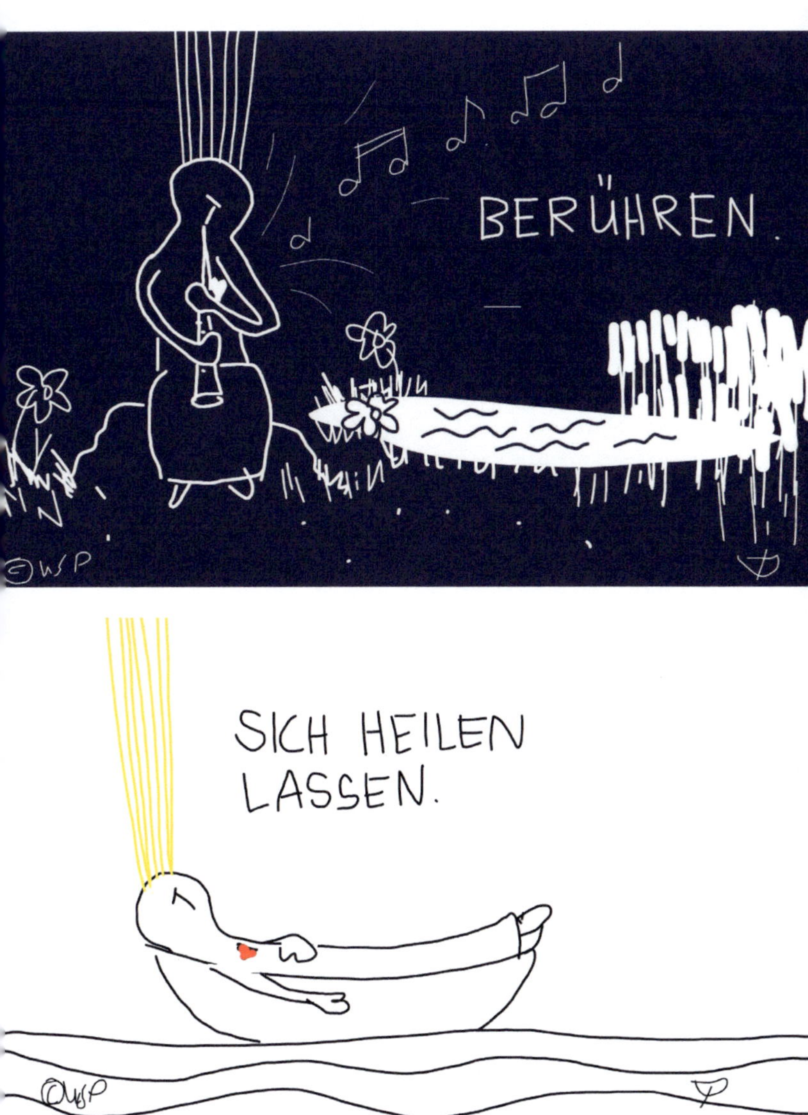
BERÜHREN.
©WSP
SICH HEILEN
LASSEN.
©WSP

Für Kinder

Dein Kind ist unruhig, es weint oder schreit?
Singe deinem Kind Schlaflieder vor.
Lass es in deiner Stimme baden.

Hier sind Anregungen, was du außerdem für dein Kind oder mit deinem Kind sprechen kannst:

Ich freue mich über alles,
was heute schön war.

Ich gebe alles frei und in Frieden,
was heute doof war.

Danke.

Das hat mir heute gut gefallen:
…
…
…
Das war schön, danke.

Das hat mich heute geärgert:
…
…
…
Ich bringe das, was mich heute geärgert hat, in Frieden, damit ich nun schön schlafen kann. Danke.

Das hat mich heute traurig gemacht:
…
…
…
Ich bringe das, was mich heute traurig gemacht hat, in Frieden, damit ich nun tief und fest schlafen kann. Danke.

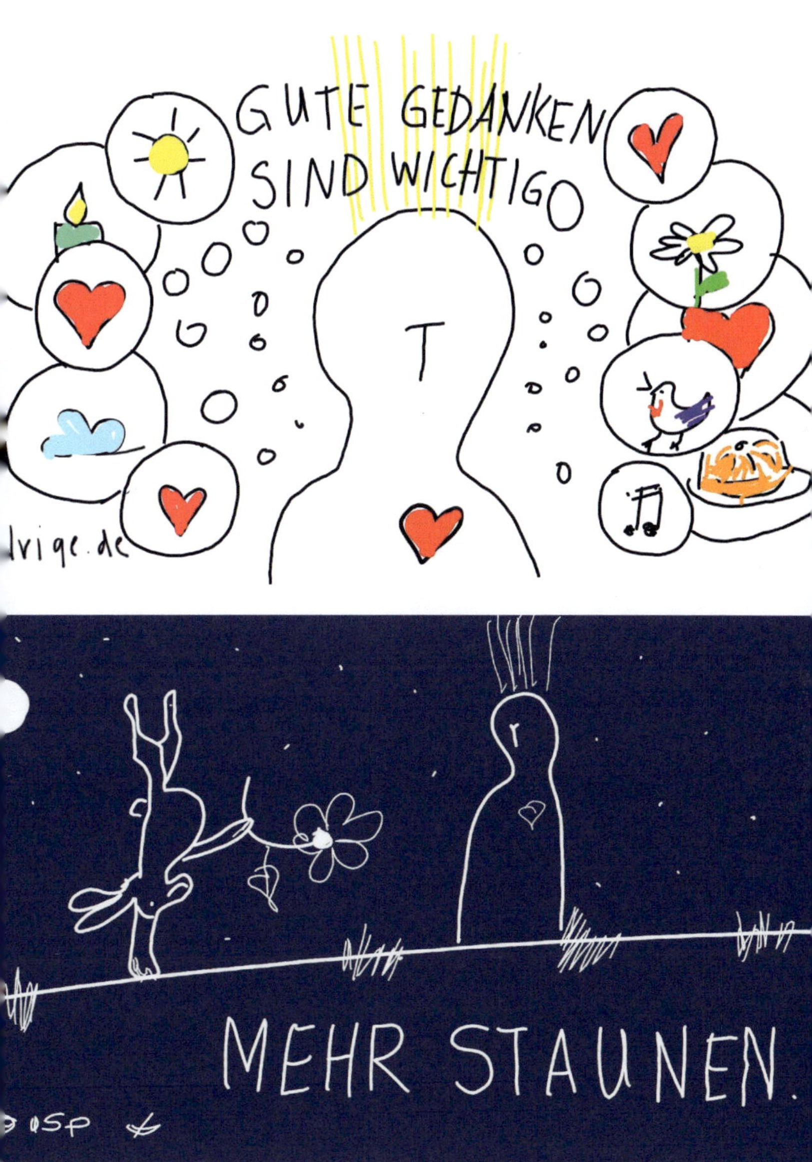
GUTE GEDANKEN
SIND WICHTIG
T
lrige.de
MEHR STAUNEN.

Das hat mich heute ängstlich gemacht:
...
...
...
Ich bringe das, was mich heute ängstlich gemacht hat,
in Frieden, damit ich nun gut
und ohne schlimme Träume
schlafen kann. Danke.

Das hat mich heute nachdenklich gemacht:
...
...
...
Ich bringe das, was mich heute nachdenklich gemacht hat,
in Frieden, damit ich nun schlafen kann
und so vielleicht auf neue, gute Gedanken komme. Danke.

Ich freue mich auf morgen.
Morgen werden wir, werde ich
...
...
...
Das macht mich froh.
Darum kann ich nun gut einschlafen
und morgen froh wieder aufwachen. Danke.

Ich fürchte mich vor morgen.
Morgen werden wir, werde ich
...
...
...
Das macht mir Angst.
Ich gebe diese Angst frei und in Frieden.
Das ist sicher für mich und alle freuen sich, danke.

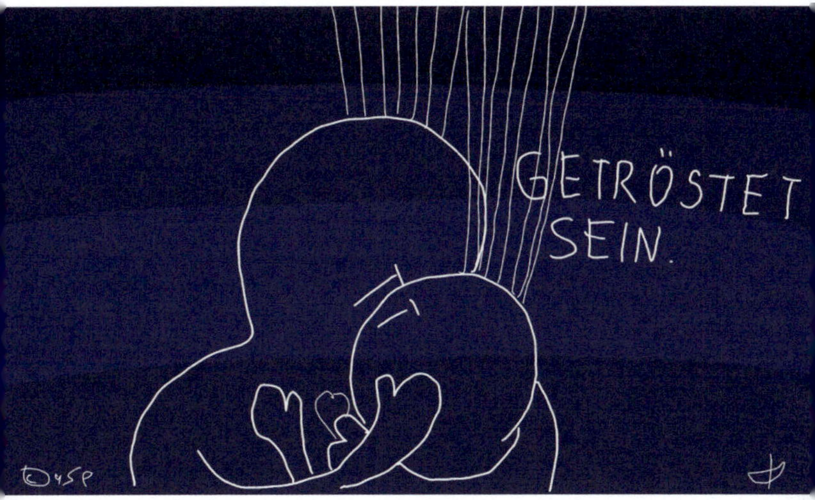

GETRÖSTET SEIN.

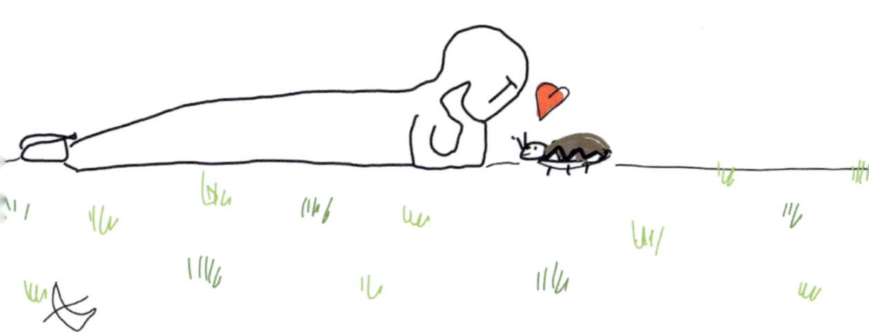

Dein Kind ist nicht immer bei dir? Du vermisst es und kannst darum nicht schlafen? Oder du befürchtest oder weißt, dass dein Kind dich vermisst und darum nicht schlafen kann? Hier sind Anregungen für solche Situationen:

Ich vermisse mein Kind.
Das raubt mir den Schlaf.
Ich bringe frei und in Frieden,
was mich daran hindert,
darauf zu vertrauen und zu wissen,
dass wir immer und ewig verbunden sind
in der bedingungslosen Liebe des Dahinters der Zeit.

Ich bringe das alles frei und in Frieden
sanft, in Balance und ohne Belastung
und das ist sicher für mich und alle freuen sich. Danke.

Mein Kind ist fern von mir,
vielleicht sehnt es sich nach mir.
Der Gedanke daran raubt mir den Schlaf.
Ich bringe frei und in Frieden,
was mich
und mein Kind
daran hindert,
darauf zu vertrauen und zu wissen,
dass wir immer und ewig verbunden sind
in der bedingungslosen Liebe des Dahinters der Zeit.

Ich bringe das alles frei und in Frieden
sanft, in Balance und ohne Belastung
und das ist sicher für mich und alle freuen sich. Danke.

Darüber hinaus kannst du Textteile aus den anderen Kapiteln verwenden.

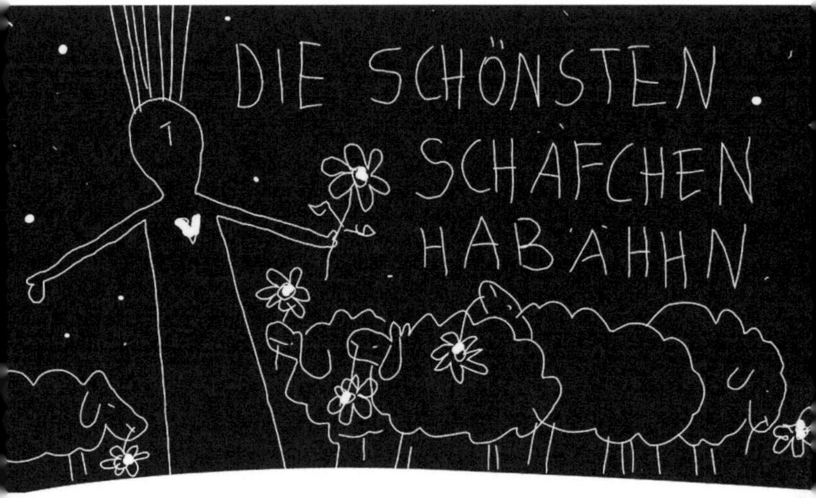

DIE SCHÖNSTEN SCHÄFCHEN HABÄHHN

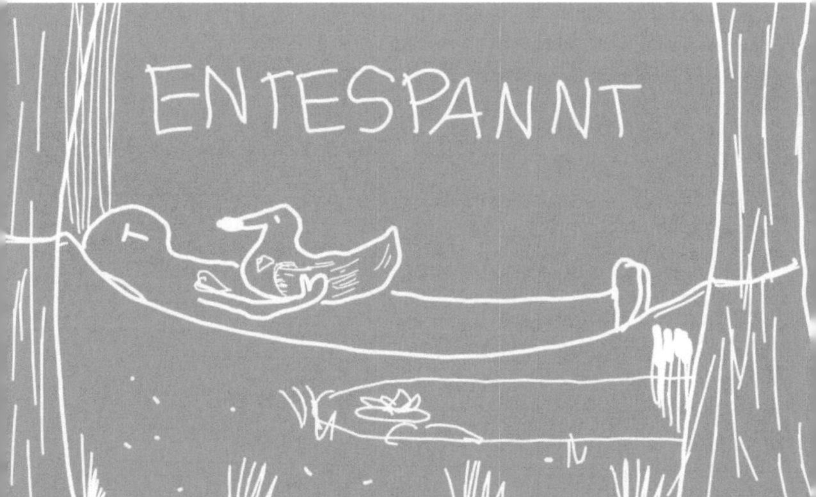

ENTESPANNT

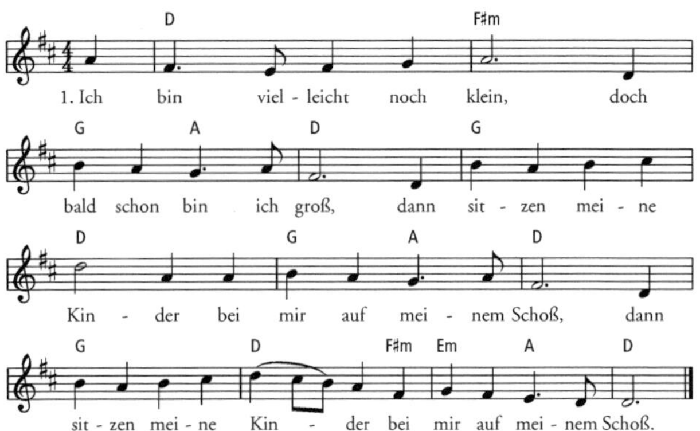

1. Ich bin vielleicht noch klein,
doch bald schon bin ich groß,
dann sitzen meine Kinder
bei mir auf meinem Schoß.

2. Was ich heut von euch lerne,
das ist dann in mir drin.
Darum ist gut, wenn klar ist,
wie liebenswert ich bin.

3. Du bist vielleicht schon groß,
doch warst du auch mal klein
und hast bestimmt mal Angst gehabt
und fühltest dich allein.

4. Da kam ein großer Engel,
hielt dich in seinem Arm.
Bis es dir wieder besser ging,
hielt er dich lieb und warm.

5. Der Engel ist noch immer
bei dir, bei Tag und Nacht.
Er singt dir von der Liebe vor,
die alles heile macht.

Text und Melodie: U. Streck-Plath

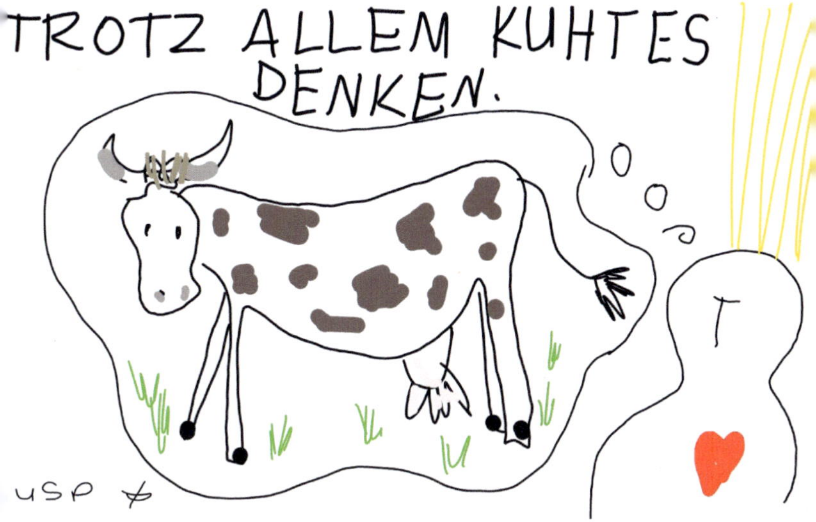

TROTZ ALLEM KUHTES DENKEN.

USP

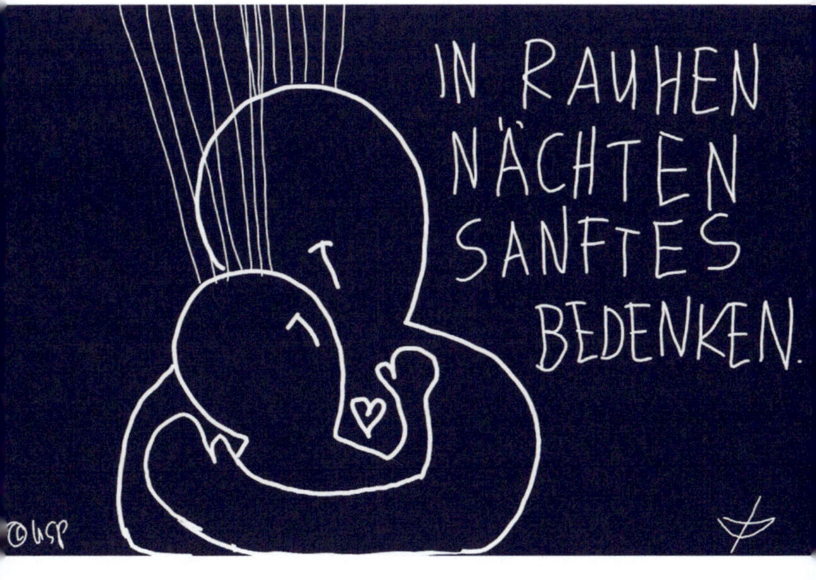

IN RAUHEN NÄCHTEN SANFTES BEDENKEN.

©USP

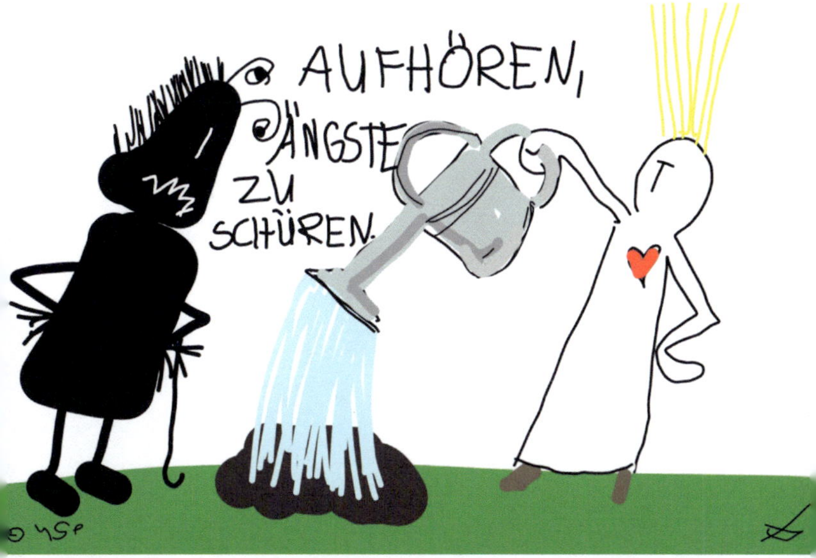

AUFHÖREN,
ÄNGSTE
ZU
SCHÜREN.

© USP

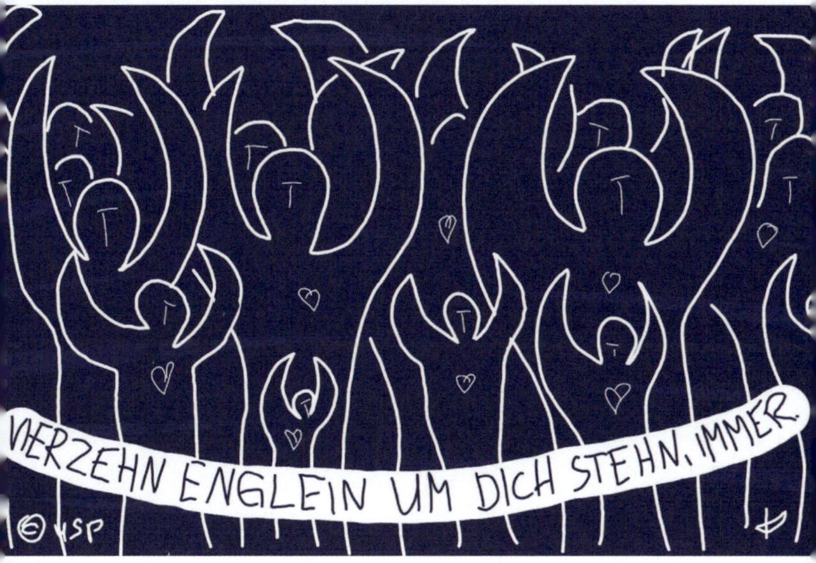

VIERZEHN ENGLEIN UM DICH STEHN, IMMER.

© USP

4. Fragen und antworten

Vielleicht gelingt es sofort mit dem Schlafen.

Vielleicht ist dein Bewusstsein aber auch so überrascht, dass es dir vorkommt, als sei die Arbeit mit Intrasonanz kompliziert.

Kompliziert war jedoch, was du bislang mit deinen Gedanken und Gefühlen leisten musstest, die immer verstrickter wurden.

Dieses Durcheinander zu lichten, kann verunsichern. Denn es war einem vertraut.

Dann mach langsam, deine Seele kennt den Weg.

Was ist, wenn ich etwas falsch mache?
Du kannst nichts falsch machen, indem du dich liebevoll, sanft und achtsam in den Schlaf sprichst. Eventuell ist es für dich ungewohnt, so mit dir oder auch zu dir oder für dich zu sprechen. Du kannst aber natürlich die Ursachen der Angst frei und in Frieden bringen, etwas falsch zu machen.

Was passiert, wenn ich Formulierungen vergesse?
Die immer wiederkehrende Formulierung wirst du sicherlich schnell behalten können. Die anderen Formulierungen sind Anregungen. Lass dich vom vergangenen Tag inspirieren und sprich deine eigenen Aussagen.

Was ist, wenn ich mitten in der Nacht wieder aufwache?
Sprich dich einfach wieder hinein in den Schlaf. Zum Beispiel bezüglich der Themen, die sich dann zeigen. Hast du schlecht geträumt, kannst du sagen: Ich gebe die Ursachen der Bilder frei und in Frieden, die sich gerade im Traum gezeigt und die mir Angst gemacht haben. Ich bringe all dies frei und in Frieden …

Ich kann trotzdem nicht einschlafen. Was mache ich dann?
Dann setz dich hin und schreib. Frag die Nacht, warum du nicht schlafen kannst. Frag den Mond, die Sterne, den Baum draußen, den Vogel im Nest oder das Dahinter der Zeit. Lausche, was sie dir sagen und schreib ihre Antworten auf. Diese können ein Fingerzeig für das sein, was frei und in Frieden gebracht werden möchte.

Ich habe Dinge erlebt, die ich nicht in Worte fassen kann. Wie bringe ich diese Erlebnisse frei und in Frieden?
Dein Bewusstsein weiß genau, welche Dinge das sind. Sag es darum genau so: Hiermit bringe ich die Dinge frei, die ich erlebt habe und für die mir die Worte fehlen. Die Sachverhalte, die Scheußlichkeiten. Ich bringe all dies frei und in Frieden …

Was ist, wenn ich mir das „nach oben freigeben" nicht vorstellen kann?
Stell dir eine Kerze vor. In welche Richtung brennt die Flamme? In welche Richtung brennt die Flamme, wenn du die Kerze hinlegst? Zwar bist du keine Kerze, aber dein Antennenpotenzial ähnelt einer solchen Flamme. Es reicht allerdings unendlich hoch und weit, bis zum Dahinter der Zeit.

Nicht ich, sondern mein Partner, meine Partnerin hat Schlafstörungen. Was kann ich tun?
Erzähle ihm oder ihr von dieser Arbeit. Frag, ob er/sie das ausprobieren möchte. Du kannst außerdem deine eigenen Sorgen um den Schlaf des Partners, der Partnerin frei und in Frieden bringen. Darüber hinaus kannst du sagen: Hiermit bitte ich darum, dass alles frei und in Frieden kommen möge, was … am Schlafen hindert.

Ist diese Arbeit nicht wie Beten?
Ja und nein. Eine ausführlichere Antwort würde jedoch den Rahmen dieses bewusst schmal gehaltenen Büchleins sprengen. Texte der Seiten 82–86 beziehen sich auf die Psalmen 4, 42 und 139.

Ist diese Arbeit nicht wie Hypnose?
Nein, und diese wäre zudem unvereinbar mit Intrasonanz.

Ich gelange durch diese Arbeit sehr schnell in den Schlaf. Mache ich etwas falsch?
Nein, sondern dein Bewusstsein, dein Gehirn, dein gesamtes System bedankt sich lediglich dafür, dass du es heilsam nutzt. Eventuell gelangst du auch sehr zügig in ungewohnt tiefe Entspannung. Die ist in der Tat jedoch nur ungewohnt. Ureigentlich ist es dein Geburtsrecht, sehr leistungsfähig, aber auch sehr entspannt sein zu können.

Wer oder was ist das Dahinter der Zeit?
Das ist die Quelle dessen, was für Intrasonanz erforderlich ist. Bewusst schreibe ich nicht „Gott“, weil dieses Wort in jedem Menschen zahlreiche Assoziationen auslöst. Genau diese würden das Verstehen dessen, um was es hier geht, eventuell unnötig erschweren. Darum habe ich einen Begriff gewählt, der für alle neu ist und frische Assoziationen zulässt.

Was ist Intrasonanz?
Das ist eine an den Begriff Resonanz angelehnte Wortschöpfung, von lateinisch *intra* „innerhalb“ und *sonare* „klingen“, und bezeichnet das vertikale Hineinwirken der bedingungslosen Liebe des Dahinters der Zeit in ein schwingfähiges System und die dadurch ausgelöste Rückgängigmachung dort vorhandenen Durcheinanders. Die sprachliche Anlehnung an Resonanz dient dazu, das natürlich Gegebene dieses Phänomens zu verdeutlichen: Da ist etwas, das wirkt; bislang war jedoch unbekannt, wie damit sinnvoll umzugehen sei bzw. dass dies überhaupt möglich ist. Als Naturphänomen ist Intrasonanz darüber hinaus ein Kontinuum, was besagt, dass die Nutzung fortwährend möglich ist. Intrasonanz ist keine Methode, erfordert jedoch einen methodischen Umgang, der wiederum vielfältig sein kann (in diesem Buch: durch Sprechen). Dabei sind verschiedenste Gesetzmäßigkeiten zu beachten, allem voran das Geburtsrecht aller Kreatur, heil und ganz zu sein, verbunden mit der Tatsache, dass die gesamte Schöpfung mit aller Kreatur vom Dahinter der Zeit bedingungslos geliebt ist. Das gilt auch für alle Bereiche, in denen Kreaturen schöpferisch tätig waren oder sind, zum Beispiel privater und öffentlicher Raum. Eine physikalische Definition des Phänomens Intrasonanz und seiner Quelle ist hypothetisch möglich.

Gute Nacht

Hast du die Seiten 40 bis 119 gelesen, kennst du nun die Struktur dieses Sprechens. Du fragst: Welche Struktur, ist doch alles immer wieder anders?

Die Grundformulierung ist stets gleich. Das ist die, mit der du deinem Bewusstsein den erholsam identischen Impuls gibst, einen neuen, sehr komplexen Vorgang einfach so durchzuführen: die sanfte Loslösung von Gedanken, Gefühlen und Verfasstheiten, für deren Freigabe du dich entschieden hast. Das ist manchmal wenig, manchmal mehr. Suche dir Formulierungen aus, die zu deiner jeweiligen Situation passen, oder formuliere neu. Bist du mehrsprachig aufgewachsen, kann es hilfreich sein, bei dieser Arbeit in eine dieser Sprachen zu wechseln.

Niemand spricht und denkt wie du. Dazu kommt: Womit du dich heute in den Schlaf sprichst, ist vielleicht morgen aus deinem Sinn, weil dann etwas anderes im Mittelpunkt deiner Gedanken steht. Andere Themen begleiten dich womöglich über Wochen.

Eigentlich machst du alles wie immer: Gedanken denken. Nur ab jetzt anders. Statt dass dich also Gedanken am Schlafen hindern, helfen sie dir nun hinein in diese natürlich vorgesehene Grunderholung. Du gestaltest die Sätze, die Bilder. Auch das ist nichts Neues, sondern bislang hast du lediglich anders gestaltet.

Du bist ein kreativ begabtes Schöpferwesen, ein Künstler, eine Künstlerin. Auch wenn du das für dich eventuell nur schwer nachvollziehen kannst, bist du es doch. Auch wenn alle um dich herum darüber lachen würden, bist du es doch. Auch wenn du der tiefsten Überzeugung bist, dies sei zu groß für dich oder vermessen, du bist es doch. Eine ganz und heil gemeinte, bedingungslos geliebte kreative Kreatur. Egal, was dir geschehen ist oder noch geschehen wird.

Wie war das Bett in diesen dunklen Wald gekommen?

Das Kind setzte sich auf. Dann streckte es seine Beine hinaus und rutschte, bis es mit seinen Füßen auf dem Boden stand. Der war mit weichen Tannennadeln bedeckt.

Pass auf, gleich trittst du auf mich!, rief eine zarte Stimme. Das Kind schaute hinunter. Da saß ein Marienkäfer. Das Kind bückte sich, nahm ihn vorsichtig auf die Hand.

Was machst du hier, um diese Zeit?, fragte das Kind.
Das frag ich dich, antwortete der Käfer.
Ich kann nicht schlafen, sagte das Kind.
Ich auch nicht, sagte der Käfer.
Erzähl mir eine Geschichte, sagte das Kind.
Erzähl du mir eine, sagte der Käfer.

Aber bitte ohne, dass die Gedanken hier im Wald herumfliegen, an uns kleben bleiben oder auf den Boden fallen, sagte eine große Fichte. Schenkt eure Geschichten dem Himmelszelt.

Das Kind kletterte ins Bett zurück, deckte sich zu und setzte den Käfer neben sich.

Ich schenke dem Mond diese Geschichte, begann das Kind. Ich schenke den Sternen ..., begann der Käfer. Da waren beide eingeschlafen. Was sie träumten, zog Blüten gleich durch die stille Nacht, hinauf bis hinter die Zeit.

Ulrike Streck-Plath

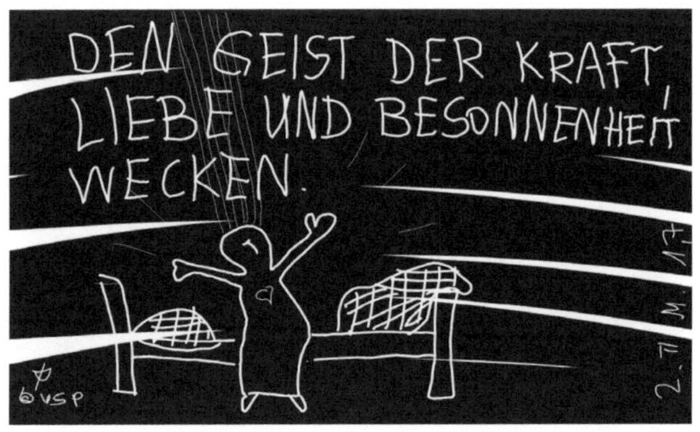
DEN GEIST DER KRAFT, LIEBE UND BESONNENHEIT WECKEN.
2. TIM. 1,7
©VSP

Hintergrund

Das Phänomen der Intrasonanz zeigte sich durch die Erfahrungen mit meinen künstlerischen Werken zu Leid vs. Geborgenheit in der Menschheitsgeschichte: In den archaischen Figuren und Bildern spiegeln sich die Betrachter zeitgleich mit ihrem ganzen und ihrem zerstörten Selbst. Daraus resultieren die Reaktionen der Betrachtenden, von Weinen über tiefe Bestürzung bis hin zu Lachen.

Solche Reaktionen hervorzurufen, hatte ich nicht beabsichtigt. Sondern die Formensprache war mir im Jahr 2007 „aus heiterem Himmel zugefallen". In dieser Inspiration steckten die Informationen, dass die Figuren als stilisierte Augen und Nase ein „T" im Gesicht haben sollten, dass ich helle und dunkle Wolle zu nutzen hätte wie Papier und Stift und dass es um das Spannungsfeld zwischen Möglichkeit und Unmöglichkeit von Geborgenheit zu gehen habe.

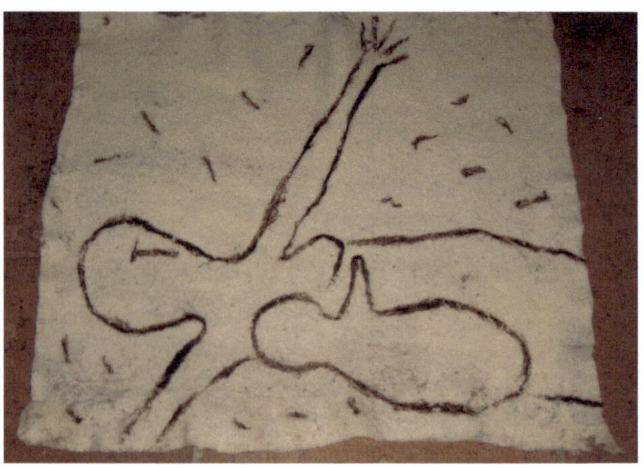

Was Lena Krawtschenko, 7 Jahre, 1941 bei Minsk gesehen hat – gefunden in Swetlana Alexijewitsch, „Die letzten Zeugen". Finkhofwolle, Haselzweig, Brennesselgarn, 2009.

Erst mehr als zwei Jahre später fiel meinem Mann auf: Das „T“ im Gesicht, die stilisierte Augen-Nase-Partie, entspricht dem Taw, dem letzten Buchstaben des hebräischen Alphabetes. Dieser Buchstabe steht für Leben, Mensch und Kreuz. Ein Gespräch mit Psychologinnen zur Wirkweise der Figuren ergab: Weil ein Mund fehlt, ist die emotionale Verfasstheit der Figuren unklar. Vielmehr spiegeln sich die Betrachtenden auf ein Mal mit ihrem ganzen und ihrem zerstörten Selbst in den Gesichtern der archaischen Figuren.

Auf diesen Impuls reagierten die Menschen entsprechend ihrer Bereitschaft, sich anrühren zu lassen oder nicht. So käme es zu Bestürzung und Betroffenheit, aber auch zu Lachen oder Ablehnung. Das Anrühren durch diese archaische Formensprache sei jedoch wichtig, denn in jedem Fall würde ein wichtiger Prozess in den Menschen angestoßen. So ein Filzgesicht ein Mal gesehen zu haben, würde genügen.

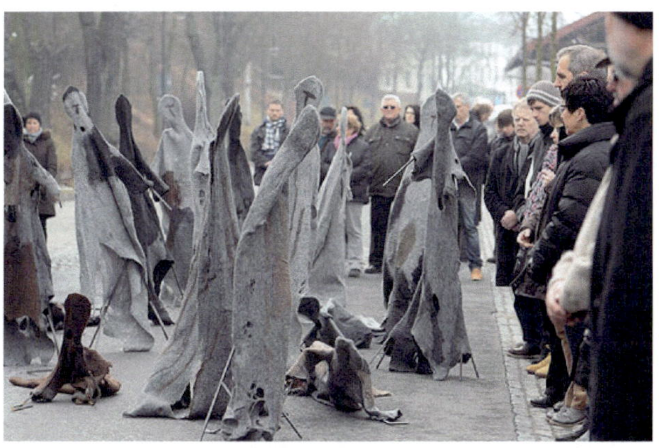

Kollektive Performance zum Gedenken an den Todesmarsch der Häftlinge des KZ Adlerwerke von Frankfurt nach Hünfeld. Die Performance wird seit 2012 jährlich auf jeweils einem Teil der historischen Strecke durchgeführt (kzadlerwerke.de).

Meine Gespräche mit Teilnehmenden der seit 2012 jährlich durchgeführten 24-29-3-45 *Kollektiven Performance* zum Gedenken an den Todesmarsch der Häftlinge des KZ Adlerwerke von Frankfurt nach Hünfeld Ende März 1945 fügten weitere Erkenntnisse hinzu. Dazu gehörten wiederkehrende Aussagen wie: die Figuren hätten mit einer Teilnehmerin, einem Teilnehmer „etwas gemacht", Erinnerungen würden sich „sanfter anfühlen", Erlebnisse hätten „irgendwie einen Frieden gefunden" oder auch, „die Stadt" sei „heller geworden".

Parallel beschäftigte ich mich wie bereits vor der künstlerischen Tätigkeit mit Theologie – vor allem der Frage der Theodizee – Psychologie und Psychoanalyse, Philosophie, Spiritualität, Gesundheitsthemen – auch im Rahmen der Arbeit als freie Texterin/Konzeptionerin – sowie alternativen Heilmethoden und begann mit einer Entschlüsselung dessen, was mir da ungefragt in den Schoß geworfen worden war. Dies mündete in die Entwicklung einer Herangehensweise, mit der eine innerlich zerstörte Kreatur in Eigenregie oder in unabhängigem Tun mit anderen ihren ursprünglich unversehrt gemeinten Zustand zurückerlangen kann.

Idee war, Aussagen wie „sprich nur ein Wort, so wird meine Seele gesund" und „Bittet, so wird euch gegeben (Mk 7,7) tatsächlich „beim Wort zu nehmen", allerdings ohne konkret religiösen oder konfessionellen Bezug. Dazu kamen Impulse aus Philosophie, Elementarphysik, Psychokinesiologie sowie weiteren Bereichen und sehr viel Praxis.

Ich ließ mich von der Überzeugung leiten, dass es eine Herangehensmöglichkeit jenseits aller Religionen und Weltanschauungen geben müsse, die gleichwohl anschlussfähig an Theologie, Medizin, Geistes- und Naturwissenschaften etc. wäre, wobei die Nutzung an sich vor allem für Laien so einfach wie möglich sein sollte. Als eine Art selbstverständliche Lebenskunst; ein be-

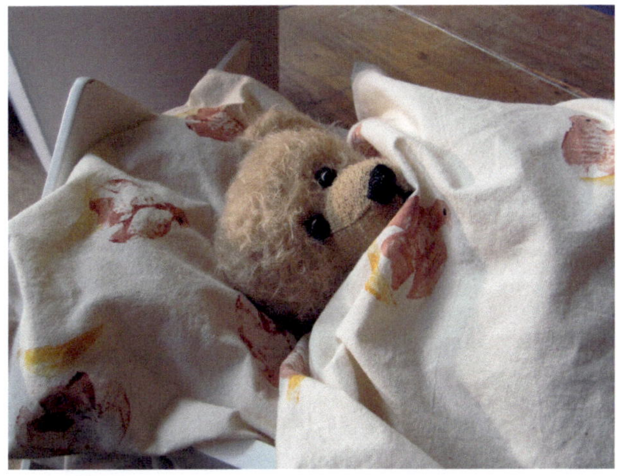

TABOE – interkulturelles Musiktheater über einen Teddy, der auf seinem Weg durch die Welt, ihre Wirren, Streit und Gewalt auseinandergeraten ist. Kinder finden eines seiner Ohren und machen sich mit Liedern auf den Weg durch verschiedene Länder, um die anderen Teile zurückzuholen (taboe.de).

wusster, gezielter Umgang mit etwas im positiven Sinne radikal Heilsamem, das immer da war, ist und sein wird.

2014 begann ich, mit der Herangehensweise für mich selbst und meine Familie zu arbeiten. 2015 bis 2018 entstanden die Musiktheater „Kinder des Lichts“, „Apoclauther“ und „Taboe“, die dieses besondere Sein, Haben, Sagen und Tun mit Intrasonanz zwischen den Zeilen nach und nach auf die Bühne brachten. Schließlich kam die Arbeit mit Freunden und weiteren Personen dazu. Seit 2017 leite ich Menschen als Mentorin an, Intrasonanz zu nutzen.

Die umfangreichen positiven, zumeist verblüffenden Erfahrungen legten es nahe, die Thematik einem größeren Publikum vorzustellen, im Mai 2020 zunächst mit einer zweisprachigen Homepage (intrasonanz.de).

Ungefähr zeitleich entstanden erste Seelenfutterzeichnungen – ein Versuch, die archaische Formensprache der Holz- und Filzarbeiten in eine andere Technik zu übertragen. Dabei stellte ich fest, dass die gezeichneten Wesen ebenso wirken wie die gefilzten.

Eines Tages setzte ich bei den Zeichnungen ein Herz in die Figuren. Bald kam der „Kanal" auf dem Kopf dazu, aus dem sich schließlich die Darstellung des Antennenpotenzials entwickelte (dieser Begriff stammt aus Heinz Markerts Rezension des ersten Buches dieser Reihe). Bislang entstanden mehr als 1.000 Zeichnungen dieser Art.

Im Sommer 2022 starteten das Kunstitut und die Bibliothek der Intrasonanz. Die kleinen Bände zu unterschiedlichen Themen sind gedacht für das „stille Kämmerlein", um diesen stillen, heilsamen Umgang mit sich selbst und anderen zu befördern und zu erleichtern.

Aufgrund einer Kooperation mit der Münchner Professur für Spiritual Care und psychosomatische Gesundheit trägt die Arbeit mit Intrasonanz seit Ende 2022 die Bezeichnung *Creative Spiritual Care* (> Hinweise).

Anhang

Hinweise

In Anlehnung an den bekannten Begriff Resonanz entwickelte ich im Mai 2020 den Begriff Intrasonanz. Dieser drückt am besten aus, um was es bei dem Antennenpotenzial geht und in welchen definitorischen Bereich dieses Phänomen gehört.

Während der Entstehung meines Beitrags für die MUTASPIR Handreichung (mutaspir.net) entwickelte ich im Dezember 2022 den Begriff Creative Spiritual Care für die Nutzung von Intrasonanz, in Anlehnung an die generische Bezeichnung Spiritual Care.

Spiritual Care (engl., oft übersetzt mit Seelsorge, ich sage lieber *spirituelle Fürsorge*) ist eine wissenschaftliche Disziplin an den Grenzen zwischen Medizin, Theologie und Krankenhausseelsorge und ich möchte ergänzen: Gesellschaftswissenschaften, Public Health und im Idealfall weiteren Fachgebieten wie den Naturwissenschaften. Denn wichtig wäre, *out of the boxes* denkend in eigentlich jedem Kontext die rationalen, heilsamen Aspekte von Spiritualität mit zu berücksichtigen. Hintergrund von Spiritual Care ist die Philosophische Anthropologie.

Creative Spiritual Care nimmt die Kunst hinzu, für ein geburtsrechtlich heilsames, unprätentiöses Tun des Schöpferwesens Mensch für sich und andere, um wieder heil und ganz zu werden. Dieses Tun gelingt Dank bzw. im Bewusstsein der jeweils individuellen Verbindung aller Kreatur mit dem Dahinter der Zeit.

Das Naturphänomen Intrasonanz ist eine natürliche *Open Source*, die jeder Kreatur über einen eigenen vertikalen Kanal vom Dahinter der Zeit und zu 100 Prozent geburtsrechtlich zur Verfügung steht. Die Nutzung dieser Quelle lässt sich weder limitieren noch lizenzieren. Auch kann niemand gezwungen und niemandem kann verboten werden, Intrasonanz zu nutzen.

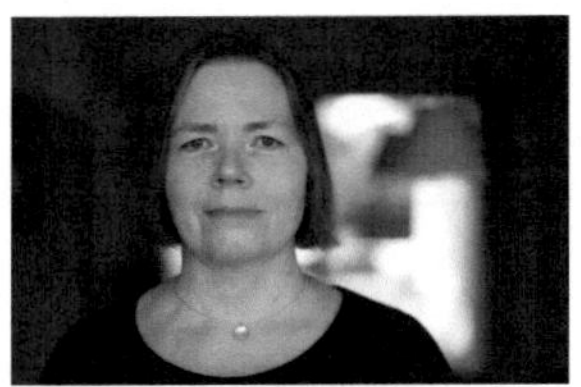

Über die Autorin

Ulrike Streck-Plath
1965 geboren in Uetersen/Schleswig-Holstein, seit Kindheit Stückeschreiberin für Bühne und Gesellschaft
1990 Diplom Kommunikations-Design am IN.D Institute of Design Hamburg
1990–97 Führungskraft in Werbeagenturen in Hamburg und München
1994 Heirat mit dem Theologen Dr. Martin Streck
seit 1997 freiberufliche Texterin/Konzeptionerin
fünf Kinder, geboren 1998, 2000, 2002, 2003, 2006
2004 Chorleiterausbildung
2005 Gründung Kinderchor Dörnigheim (und 2021 Kinderchor Hochstadt), Leitung pro bono
seit 2007 bildende Künstlerin und Komponistin
2009 Beginn der Entwicklung einer Herangehensweise zur Nutzung von Intrasonanz
seit 2014 Fortbildungen, u. a. Kinesiologie, Niemann Heilpunkte, Singen mit traumatisierten Kindern, Aufstellungsarbeit, Schamanismus
seit 2017 Mentorin für Intrasonanz, unter Beibehaltung der Tätigkeitsbereiche Text, Kunst, Musik und Literatur
2022 Gründung des Kunstituts sowie Beginn einer Kooperation mit der Internationalen Gesellschaft für Gesundheit und Spiritualität e. V. (IGGS) und der Professur für Spiritual Care und psychosomatische Gesundheit (Klinikum rechts der Isar der TU München), Prof. Dr. Eckhard Frick, für eine Handreichung im Rahmen des Projekts MUTASPIR

Anleitung und Begleitung

Wer weitere Anleitung sucht, um mit Creative Spiritual Care resp. Intrasonanz zu arbeiten: kunstitut.de

Dank

Danke, liebe Karin, dass du immer wieder nachgefragt hast. Hier ist nun dieses Büchlein. Für dich und andere erdacht und gemacht für eine gute Nacht.

Von Herzen danke ich all den wunderbaren Menschen, die meine Arbeit in den unterschiedlichen Tätigkeitsbereichen begleiten und somit auch bewusst oder unbewusst zum Entstehen dieser Bibliothek beitragen.

Marzena Seidel danke ich erneut für die zeitlosen Fotografien der gerissenen Papierfiguren, Sonja Langbein für ihr Verständnis, ihre Flexibilität, das wunderbare Layout und den zeitlichen Wahnsinnsritt für die Erstellung des vierten Bandes. Korrektur gelesen hat Helene Streck – ich danke dir. Vielen Dank, liebe Vanessa, für deinen Blick. Annett Loos danke ich für die Unterstützung, USPs Seelenfutter in die Welt zu bringen.

Danke, liebe Ana, lieber Axel, liebe Christiane, liebe Christine, liebe Cora, lieber Dirk, lieber Eckhard (auch für den kürzlichen Hinweis auf Ez 9,4), liebe Ines, liebe Jana, liebe Monika, lieber Rainer, liebe Renate, liebe Stefanie, liebe Susanne, lieber Tilman, liebe Ulrike, liebe Ute, liebe Vicky und all ihr anderen dafür, dass ihr das Entstehen der Seelenfutterzeichnungen begleitet – fast alle seit den ersten Versuchen im Mai 2000.

Meinem Mann und unseren Kindern danke ich erneut 😊 für ihre Geduld. Vielen Dank, lieber Georg, für die Idee, das Buch mit einer Gute-Nacht-Geschichte zu beschließen.

Ulrike Streck-Plath, Maintal, im Oktober 2023

Von wegen Depression, Sucht & Co.
Ganzwerden mit Intrasonanz
Ein Vademecum für die Seele
Bibliothek der Intrasonanz,
Band 1, 144 Seiten, 24 Abbildungen,
3 Zeichnungen
ISBN 978-3-9824437-9-9
€ 15,00 (D)

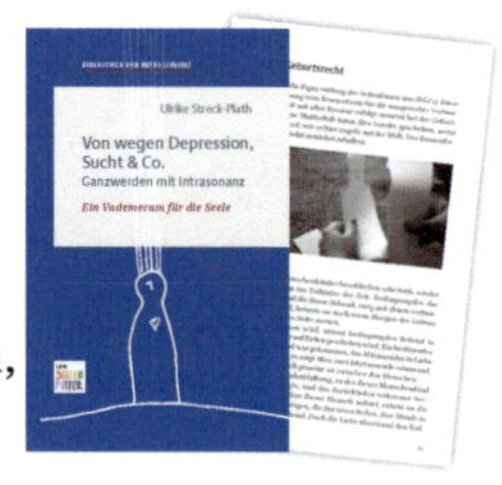

„Grundwerk, das in jeder Klinik, jeder psychologischen Praxis zu liegen hat. Grundlagenmaterial für Ausbildungen, insbesondere für die Schulung psychologischer und sozialer Kompetenz. Im Grunde beschreibt es eine Revolution und liefert Klarheit im Realitätsbezug, der immer mehr verloren zu gehen scheint."
Jana Lother, Sportwissenschaftlerin und -psychologin, Berlin

Das Licht füttern
100 schwarzweiße Inspirationen für Tag und Nacht
Bibliothek der Intrasonanz,
Band 2
152 Seiten, 100 Zeichnungen
ISBN 978-3-9824437-4-4
€ 17,00 (D)

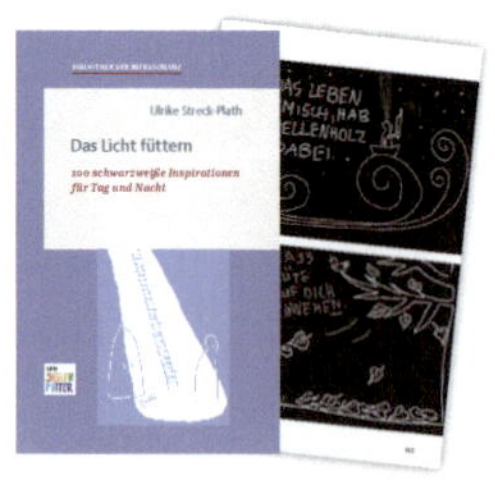

„Der Clou des Ansatzes von Ulrike Streck-Plath ist, wie im ersten Band entwickelt, der Antennenbereich des menschlichen Wesens. Allein nur die wechselseitige Vernetzung des Kreatürlichen und Natürlichen wäre unzureichend. Sie bewegt sich also aus der Ebene heraus in den Raum und in den Himmel, der aber sich auf Erden einrichten lässt."
Heinz Markert, Weltexpresso

Vergiss Narziss

Creative Spiritual Care für heilsames Miteinander in liebender Balance

Bibliothek der Intrasonanz, Band 3, 176 Seiten, 26 Abbildungen, 10 Zeichnungen

ISBN 978-3-9825805-1-7

€ 20,00 (D)

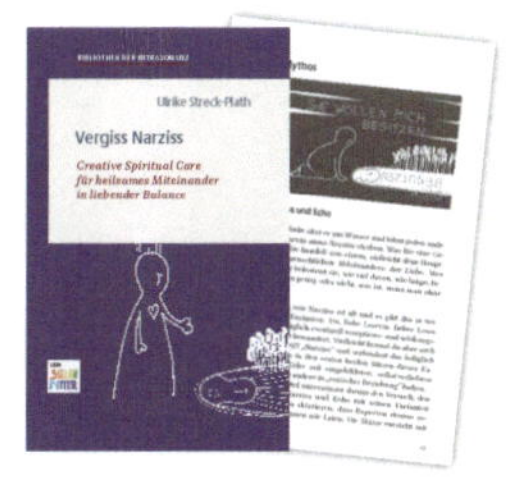

In belastenden Situationen Teile des Selbst abzuspalten, ist eine natürliche Reaktion. Um diesen Verlust innerer Stabilität zu kompensieren, entstanden gesellschaftliche Systeme mit komplexen Beziehungsgeflechten zwischen Macht und Ohnmacht, Abhängigkeit und Unabhängigkeit, Ausbeutung und Überschüttung. Abspaltungen von Selbst können jedoch zurückgeholt und Geflechte so heilsam entwirrt werden. Das Buch zeigt, warum und wie das mit Creative Spiritual Care resp. Intrasonanz einfach gelingt, für heilsames Miteinander in liebender Balance.

Handreichung

Gemeinsame Sorge um existenzielle und spirituelle Ressourcen in Einrichtungen des Gesundheits- und Sozialwesens, mit drei Creative Spiritual Care Übungen

24 Seiten, 9 Zeichnungen

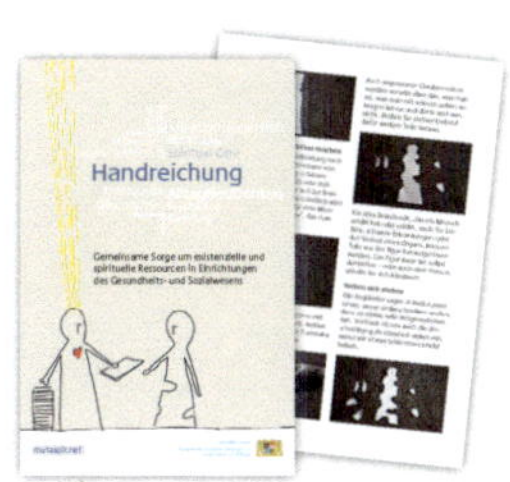

Herausgeber:
Hochschule für Philosophie München und Professur für Spiritual Care und psychosomatische Gesundheit (Klinikum rechts der Isar der TU München)

Kostenloser Download unter *mutaspir.net*